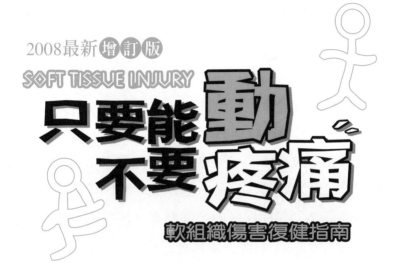

2008最新 增訂版

SOFT TISSUE INJURY

# 只要能動 不要疼痛

### 軟組織傷害復健指南

書田診所復健科主任醫師

## 潘筱萍 ◆著

# 推薦序

## 經驗傳承換取一生的健康

儘管身為醫師，不諱言地，本身也面臨著許多長年的痠痛困擾，包括有早年的運動傷害一個不小心就又舊疾復發；還有無可避免會面臨的種種退化性問題，雖然還不至於到達吃藥、打針、臥床的地步，但對於生活和工作的確帶來了某種程度的負面影響。值得高興的是，像我這類的「苦主」，若想要讓自身的痠痛問題有減無增，現在都可以在潘筱萍醫師的這本著作中找到答案與對策了。

潘筱萍醫師是一位非常資深的復健科醫師，臨床經驗已超過二十年了，在本書中，她將多年來的診療心得，以深入淺出的筆法，把常見的各種軟組織傷害一一剖析，並提出簡易又實用的運動訓練以及保健之道，相信只要你我將之徹底落實在日常生活當中，絕對可以大痛化小、小痛化無，讓生活過得更有品質。

書田診所成立至今已經十餘年了，從初期的泌尿科單科診所，一路走來陸續增設眼科、家醫科、胃腸肝膽科、小兒科、皮膚科、神經內科、復健科等，到現在已是一個精緻溫馨的多科診所了。重要的是，書田所要做的，絕對不僅止於提供愈來愈多科別的診療服務而已，還有許許多多的社會責任要盡，於是我不斷鼓勵醫師同仁們著書、演講、參與義診活動等等走出書田，希望書田所有的專科醫師能不拘形式地盡力發揮各自的專業來回饋社會大眾。欣見加入書田還不到一年的復健科潘筱萍醫師有大作出版，除了恭喜她於其行醫生涯中又一理想的實現，更感謝她為傳遞正確保健知識不遺餘力之辛勞與付出。

　　　　　　書田泌尿科眼科診所院長　陳明村

# 自序

## 知行合一　一本萬利

您是否曾經發生過韌帶、肌腱受傷或肌肉、筋骨、關節痠痛等毛病,碰到這些問題究竟該如何治療?冷敷或熱敷有療效嗎?推拿、吃藥或打針何者恢復較快?其實軟組織傷害十分普遍,雖無生命之虞,但足以影響生活品質。想要在年老時仍然可以隨心所欲地活動嗎?適時保護肌肉、肌腱、軟骨、關節囊等軟組織,使身手可以正常靈活的運作是非常重要的功課。

人體本身雖然具有自行的修補能力,但此種恢復機能會隨著年齡減弱,也許您認為傷痛已經完全不存在,但也有可能隱藏著慢性的危機。

診療方法雖然有很多種,如中醫針炙、推拿、打針、吃藥;但是無論您是採取何種方法,若是選擇有誤而錯過治療的黃金期也會導致終身的遺憾。

傷筋動骨有時是很快可以復原的,有時卻必需要花很

多的復健時間，在忙碌的現代社會，很多人因時間寶貴，往往就忽略了有效的治療期，或是看個一、二次醫師，覺得不那麼痛就不理它了，直到下一次同一個部位再度疼痛才又去找醫師救急，長此以往，「那痛」便成為三不五時就復發的「舊疾」，算算，總體花的時間更多了，多划不來。

　　當您發覺身體疼痛時，首先該做的就是找一位有經驗的醫師，做徹底詳細的檢查與處理。假使經過醫師詳細診斷後，確定病痛只是單純的肌肉筋骨問題時，要怎麼正確治療和照顧才能減輕疼痛和不會留下後遺症呢？

　　根據作者二十餘年的行醫經驗，體會到復健治療確能減輕症狀、治本強身、及避免過度服藥產生副作用，但一定要患者配合居家保健，才能縮短所需時間與事半功倍彰顯療效。如何說明保健要點，得到患者的信服，已成為醫

者的另一項重要任務，無奈軟組織傷害的醫療復健，較缺乏明確診斷實證，讓許多個中的「默慧」knowhow，不易成為普遍的知識和公論。

所以本人雖自慚才疏學淺，多有疏漏，仍斗膽成書，乃因心中盼望能藉著自己多年醫病經驗與知識，提供給許多醫療同業或已有寶貴親身經驗的患者，作一溝通討論的平台；集思廣益，讓有關筋骨傷痛或軟組織傷害的醫療保健知識，不再是郭公夏五、巷議街談而是可以具體持續地推新進步。

本書為要給讀者大眾正確且快速有效的醫療復健常識，每個章節力求簡明扼要，內容包含常見的筋骨傷痛（軟組織傷害）之種類、成因及治療概況，詳細說明身體各部位常見的病因、正確的診治方式、居家如何自我照顧、復健運動，以及掌握受傷後治療的黃金期，若具備這些知識，實踐於每日活動中，那麼會和儲蓄一樣，可以積少成多，成為老年生活的健康財富。

感謝自出書後，許多熱心讀者與病患提出寶貴的意見

和問題，為增訂版催生。經過仔細評估讀者需求及專業考量後，在此增訂版中，加了一章易被患者忽略但後果悲慘的〈退化性脊椎滑脫〉，並因應各方面知識與經驗的累積進步，在書中多處予以修正補充。希望能帶給讀者更多實用且有益健康活動的資訊。

　　本書能順利推出甚至再版與增訂，衷心感謝許許多多因緣聚集，本人也希望能藉此書，將這份感謝與愛傳遞出去，最後仍然要提醒大家，追求健康一定要「知行合一」，付諸行動，才能「一本萬利」（讀一本書得到萬般好處），真正擁有健康的身體，讓自己活得更自在快樂。

潘俊萍

# CONTENTS 目錄

# PART 1

# 疼痛與傷害的原形

認識軟組織傷害
疼痛與傷害之惡性循環
疼痛與傷害之處理原則

# 認識軟組織傷害

## 何謂軟組織傷害？

本書所謂的軟組織，包括了肌肉、韌帶、軟骨、肌腱、關節囊、滑液囊等部分（圖1），它不像呼吸系統、消化系統、神經系統等醫學名詞一樣具有明確的定義。且相對於骨骼來説，甚至連皮膚、神經以及血管亦可被視為是軟組織的一部分。

正由於身體有了這些軟組織，不論在動或靜的狀態下，體內的各個器官皆能獲得極佳的支撐及保護，

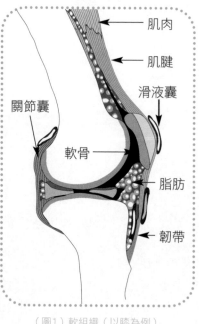

肌肉
肌腱
滑液囊
關節囊
軟骨
脂肪
韌帶

（圖1）軟組織（以膝為例）

不會發生移位的狀況；此外，身體的動作也多靠著軟組織間良好的相互運作而得以平順地進行。

　　本書把討論的重點置於軟組織傷害，主要是由於除了一般熟知的運動傷害外，生活當中還有許許多多重複性動作以及姿勢不正確或使力不當等情形，都容易對軟組織造成傷害，進而引發長期疼痛問題。此外，任何一個單純的骨折、骨頭裂傷、關節移位或脫臼等，往往也無可避免地連帶造成複雜的軟組織傷害，甚至留下種種軟組織方面的後遺症，長年與患者形影不離。

　　軟組織傷害之所以惱人，即在於它「很難好卻又容易復發」的特性，常讓患者摸不清狀況而苦不堪言。因此，唯有認識了軟組織傷害，才能找出方法擺脫或遠離它所帶給我們的不良影響。

## 軟組織傷害的特性

軟組織受傷時，本身都具有自行修補的能力。但是，此種自行修補能力會隨著年齡增長而遞減。這就是為什麼，同樣是輕微扭傷，年輕時也許只要稍微

休息就沒事了，到了年紀大時卻可能想盡辦法還是好不了。

另一方面，軟組織的修補亦會因受傷部位的不同，而有速度快慢的差異。一般而言，皮膚劃傷大約3天左右即可癒合；肌肉裂傷經縫合後需要7～10天左右即可拆線；而韌帶或肌腱裂傷的話，經縫合後則需至少6～8週以上，受傷組織才能修補到可拆線的強度。原因在於，皮膚肌肉內分布著大量的血管，透過血液循環可直接為組織補充養分、並帶走廢物，使組織的修補功能得以快速地運作。然而，某些軟組織如韌帶、肌腱等，位於皮膚肌肉以下較深的部位，本身為白色透明而堅韌的組織，由於少了直接之血液循環的幫助，只能靠著組織液、關節液來間接取得養分，組織修補能力因而變得相當緩慢。

值得注意的是，像韌帶、肌腱、軟骨等軟組織雖具有自行修補的能力，但常無法100%回復到原來的狀態，因為修補後的組織纖維，大部分呈現排列不規則的狀態，並非如受傷前健康的、正常的組織。再者，除了皮膚受損以外，絕大多數的軟組織傷害是肉眼所看不見

的，當然也就無法得知受傷組織是否已完成修補了。正由於這兩個原因，許多患者往往以為傷已經好了，沒想到只是一個小動作、或是甚至還弄不清原因又導致舊疾復發，相同的情況倘若反覆發生，所造成的累積性傷害將一次比一次嚴重，患部的治療與保養也就愈來愈棘手了。

軟組織傷害的反覆發作，恰可為民間流傳的「風濕痛」提出解釋。正由於軟組織傷害無法100%痊癒，在遇到溫度低、溼度高的情況下，患部即可能再度開始隱隱作痛了。只不過，大多數的人以為是受寒所致，其實是受傷在先，溼冷只是誘因而非病因。

由於醫學與生物科技的進步，許多重大疾病都已見到了治療的曙光。然而，隨著人類平均壽命的延長，軟組織經年累月下來所受到的傷害，以及衍生而來的疼痛問題，卻嚴重影響著許多人的生活品質。因此，避免軟組織傷害，做好平時的保養工作，也是儲蓄健康的必修學分。

# 疼痛與傷害之惡性循環

如同前述，軟組織傷害由於具有修補慢、且不易完全復元等特性，常會讓患者產生「很難好卻又容易復發」的感覺，甚至長年深受其苦。事實上，使得患者無法痊癒的原因，除了軟組織傷害的特性外，還應該加上疼痛與傷害的惡性循環。

## 避免惡性循環

一旦受傷後，患者大多會因疼痛而不敢活動，不動久了不但會減緩患部組織修補的速度，還會使得肌肉變得無力、萎縮，這樣一來，等到必須活動時，也許只是稍微一動就再度受傷了。不知不覺中，患者便落入了「受傷→疼痛→怕痛不敢動→無力→更容易受傷」的惡性循環當中（圖2）。

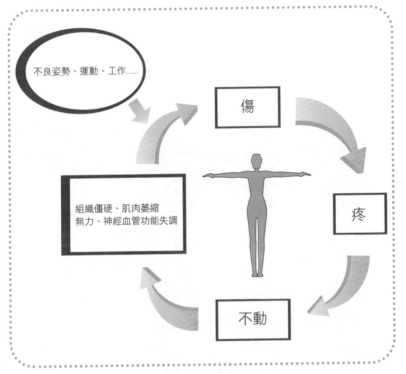

不良姿勢、運動、工作......

傷

疼

不動

組織僵硬、肌肉萎縮
無力、神經血管功能失調

（圖2）軟組織疼痛之惡性循環

　　舉例來說，有一名傷者因膝關節軟骨受傷而感到患部腫脹疼痛，偏偏受傷的膝關節又無可避免地經常活動與承重，因而一再擠壓到內部腫脹的軟骨，使軟骨變得更腫、且更容易被壓傷。這名患者的痛苦處境和上述的惡性循環可說是同樣的道理。

若要避免掉入這種惡性循環，從一受傷起就不能置之不理，因為拖得愈久治療的難度相對地也就愈高了。因此，正確做好急性期的傷害處理，如：休息、冰敷、加壓、抬高，使傷勢得到最好的控制，或同時藉由藥物與物理治療來達到消炎、止痛的效果，並增進患部的循環，好讓受傷的組織在最短時間內開始展開自行修補的工作，可以說是關鍵的第一步。

　　接著，則必須針對疼痛來做處理。適度的緩解疼痛是必要的，因為長期疼痛將會直接影響患者的生活與情緒。而在疼痛發作時，局部肌肉同時也變得僵硬緊繃，影響血液循環，此時若能使肌肉放鬆，對於減少疼痛、促進局部血液循環與修補也會有相當的幫助。因此，視情況使用止痛藥物之外，另外加強對患部施以冷、熱或電療是較為正確的疼痛處理方式。

soft tissue injury

## 動與不動的聰明抉擇

在疼痛與傷害的惡性循環中，患者最大的迷思在於動與不動的選擇。受傷後到底是應該多動還是少動呢？這個問題的答案似乎老是眾說紛云、莫衷一是。醫師的建議是，受傷的當下應該立刻固定患部並休息，在急性期中最好也要避免活動，但是，及早且適當的活動也是必要的。這是由於一旦休息超過兩個星期後，不但患部會出現肌肉無力、萎縮、僵硬等情形，甚至連本體感覺也會變得較不敏感，這些都是造成再度受傷的不利因素。

原則上，在受傷後，絕對要讓患部完全休息，但並不表示傷者完全不能活動；相反地，更應維持、甚至加強身體其他部位的活動，以增進受傷組織的血液循環，加速達到自行修補的作用。以骨折為例，患部必須固定不動，但可以加強患部以外鄰近關節的活動，以及進行一些遠端的運動，有助於受傷組織的恢復。

至於患部何時可以開始活動，除了必須確定已過了急性期外，還須考慮局部活動是否對患部的恢復有任何

妨礙，以免得到反效果。基本上，局部運動主要在於幫助患部恢復原有的狀態與功能，例如：伸展運動可以改善軟組織僵硬、緊繃的問題，肌力加強運動則在改善肌肉無力萎縮的狀況；另外像是神經血管失調、本體覺不敏感等，也都有一些局部運動可以加強訓練。

　　當然，在進行局部運動前，應由醫師或物理治療師提供運動處方；而在學會了正確的運動方式後，千萬不要半途而廢，唯有耐心才能達到運動治療的目的。

　　倘若患者身陷疼痛與傷害的惡性循環中已有一段時間，那麼恐怕得花上相當的時間才能脫離。在過程當中，患者必須試著回頭找出每次的受傷機轉或是做哪些動作時疼痛變得更為劇烈。唯有找到線頭之後，才有機會慢慢抽開重重惡性循環所形成的毛線球。

soft tissue injury

# 疼痛與傷害之處理原則

傷害不論大小，唯有處理的早、處理的好，才能幫助受傷組織盡快修補，並免於掉入疼痛與傷害的惡性循環。若是一拖再拖或處理不當，只會使得傷勢更加惡化與複雜化，屆時所需付出的代價就更高了。

在受傷的當下，由於傷勢嚴重程度關係著是否必須緊急送醫，因此讀者對於受傷程度的分級應先具有清楚的概念。

## 軟組織受傷的等級

大致上，軟組織受傷的嚴重程度可分為三級：

| | |
|---|---|
| 第一級 | 輕度傷害：觸壓患部時會有疼痛感，而正常動作仍可進行，從顯微鏡下會發現一些微血管破裂和少數血球的釋出，但並無明顯局部發炎的情況。 |

| | |
|---|---|
| 第二級 | 中度傷害：患部會出現明顯的紅腫熱痛現象，解剖時肉眼可見局部組織出血，但並未造成肌腱、肌肉、韌帶的裂傷，動作時雖感疼痛，尚可勉強進行。 |

| | |
|---|---|
| 第三級 | 重度傷害：患部明顯出現變形腫痛，可能由於肌腱、肌肉、韌帶的斷裂，相關活動因而受限。 |

　　一旦軟組織受傷時，依其程度、時期及部位，可能有不同的處理方式，本章重點則以介紹不同時期之處理原則為主。但是，值得注意的是，傷勢若屬於第三級的重度傷害，除了立即加以正確的處理外，緊急送醫是絕對必要的。當然，由於受傷部位的不同，不論在急性期還是非急性期時，處理的細節可能並非如出一轍，關於

這部分，本書將在後面的章節中，針對各部位的特殊處理詳加說明。

## 急性期的處理原則

所謂的急性期，是指受傷起的24～72小時內而言。在此期間的處理原則，一般稱之為RICE（R-Rest休息、I-Icing冰敷、C-Compression壓迫、E-Elevation抬高）。此四種處理做法，主要目的在減少剛受傷時患部組織可能發生的出血與腫脹等情形，因此在急性期內應儘可能地持續進行，以加速復原、縮短病程。

### R-Rest休息

一旦受傷時，首先必須立刻停止正在進行的活動，若屬於軟組織裂傷或骨折等情況，還應立即以支架或副木來固定患部，使其保持完全不動。立刻休息的目的在於避免患部出血腫脹的惡化與傷勢的擴大。

## I-Icing冰敷

對患部施以冰敷，可幫助血管收縮，達到局部止血的作用，另外還可延緩新陳代謝的速度，降低發炎反應，亦可達到止痛的效果。每次冰敷的時間約為15～20分鐘後，休息5分鐘，再重複冰敷，唯須特別注意避免凍傷的發生。原則上，倘若情況允許，應儘可能在急性期內持續地進行冰敷，甚至過了急性期後仍可間歇地冰敷，仍是有利無害的。

## C-Compression壓迫

使用彈性繃帶來壓迫患部，可減少局部組織血管破裂，避免充血，亦可減輕局部腫脹的程度。彈性繃帶的使用方法為，從肢體遠端朝向近端逐步包紮加壓，直到覆蓋患部為止。同時為避免因患部加壓而造成遠端肢體血液循環發生障礙，宜多觀察肢端是否有水腫發紫現象，若有則必須立即鬆綁。

## E-Elevation抬高

所謂抬高，即是將患部抬至高於心臟的位置，以避免大量出血與組織液的釋出。

正確地完成上述緊急處理後，除了傷勢屬於第三級的傷者必須儘速就醫外，大多可先對患部採取勤於照護、密切觀察的做法。倘若三天後傷勢並無明顯進步、或是超過兩個星期進步緩慢且情況時好時壞的話，就必須考慮就醫接受診治了。

## 非急性期的處理原則

由於大多數的軟組織傷害不是短時間即可完成修復的，因此即使過了急性期之後，仍有一些處理原則不可忽略，否則不小心就掉入了上一章說明的疼痛與傷害之惡性循環中。

在非急性期中，可以遵照醫囑接受復健與運動治療，並有計畫且漸進地增加強度，來幫助恢復受傷部位關節活動度及軟組織的彈性，改善肌肉的肌力與耐力，及加強神經血液循環功能，以避免日後再度受傷。

除了適當的運動外，在日常生活中，一些護具與輔具的使用，可提供患部保護與穩定的作用，同樣可減少再度受傷的機率（圖3）。

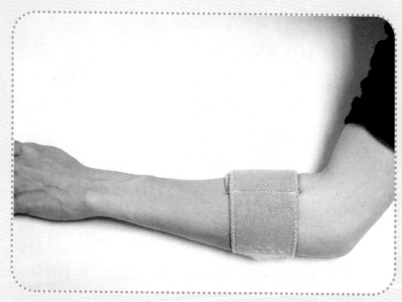

（圖3）日常生活可使用護具來保護受傷的軟組織

## 預防傷害之道

當然，受傷後處理再快、再好，也絕對比不上受傷前先做好預防來的更為理想。因此，最後還要提供讀者能有效預防軟組織傷害的根本之道：

1
保持正確的姿勢，每隔20～30分鐘左右，做些局部伸展操。

2
適當地休息，尤應避免重複、高速或持久地過度使用同一部位。

3
調整工作與生活環境，去除引發傷害或疼痛的不利因素，如濕滑的地面、不良的照明或工作環境中如桌椅電腦擺設不良等情形。

4
找出適合自己的全身與局部之運動，規律地進行外，並逐步增加運動量。運動前確實做好暖身，避免突然、劇烈的運動。

5
注意微小疼痛的警訊，及早有效地處理。

　　以上幾點，讀者在日常生活中若能時時自我提醒、身體力行，許多傷害絕對是可以防患未然的。

# PART 2

# 常見疼痛 之 原因、對策 與 禁忌

頸部・上背部・下背部
肩部・手肘・手指與手腕
膝部・足與踝

# 頸部

## 落枕——是睡出來的嗎？

中國人所說的「落枕」,是復健科相當常見的病例。但是,大多數患者只從字面上來瞭解,以為「落枕」不是和枕頭有關,就是睡姿不好所造成的。事實上,從醫學的角度來看,「落枕」僅為症狀名稱而非病因,其真正的原因與字面上的說法亦完全大相逕庭,可能衍生的各種頸部問題也比患者所想像的複雜多了。

### 何謂落枕?

所謂「落枕」,是泛指頸部疼痛、且活動度受到明顯限制的症狀而言,患者的主訴不外乎為脖子疼痛

且卡住不能動了。為何會出現「落枕」的症狀，臨床上最常見有兩個主要的問題：

1
提肩胛肌拉傷。

2
頸椎節面關節軟骨夾傷。

　　不過，無論是肌肉拉傷或軟骨夾傷，在最初發生時，疼痛感大多不明顯，患者往往不以為意。然而，由於頸部長時間承受著頭顱的重量，且低頭、仰頭或轉頭等動作又無時無刻不在進行，傷害因此不知不覺地持續累積，往往在數小時後、尤其是經過一整夜的睡眠不動再加上夜半的溼冷，突然注意到脖子痛得不能動彈時，才知道自己的脖子「落枕」了！

　　雖然提肩胛肌的拉傷或是頸椎節面關節軟骨的夾傷，多肇因於頸部姿勢不正確、使力不當、長時間過度使用等類似情形，但兩者在症狀表現上仍有差異，所需的復原時間亦不同。

　　提肩胛肌位於頸後，一直延伸至肩胛部位（圖4）。一般來說，提肩胛肌拉傷所形成的「落枕」，會使頸部在

低頭與轉頭時產生疼痛且活動受限，而且在患部還可找到明顯的壓痛點。患者若能躺下休息，疼痛感將可明顯地改善。原則上，在充分休息的狀態下，提肩胛肌拉傷約於4～7天左右可以復原；若接受適當的治療，還能提早恢復。

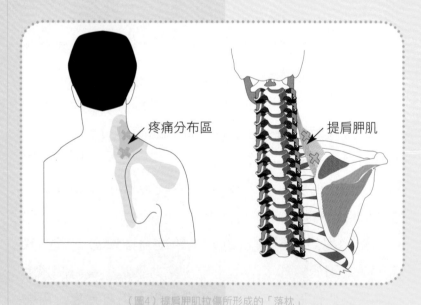

疼痛分布區

提肩胛肌

（圖4）提肩胛肌拉傷所形成的「落枕」

　　至於頸椎節面關節軟骨夾傷所形成的「落枕」（圖5），則是由於軟骨因夾傷而腫脹，進而卡住了關節所致，因此頸部不論任何角度的活動都會受到限制且產生

疼痛，整個脖子變得相當僵硬，壓痛點也不易找到。在此情況下，就連躺下休息也不易找到可減緩疼痛的姿勢，可說是苦不堪言。而由於軟骨修補速度較慢，就算及早接受治療，仍至少需花上1～2週，疼痛才得以獲得理想改善。倘若置之不理，

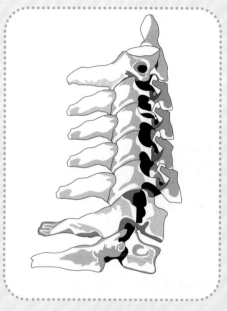

（圖5）頸椎節面關節

則將逐漸演變為慢性僵痛，甚至進而造成頸椎軟骨磨損，最後將導致頸椎退化性關節炎的形成。

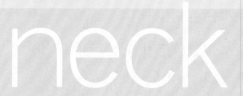

## 落枕容易發作狀況與恢復

落枕既和枕頭無關,通常也不是睡姿不好所造成的,那麼為何「落枕」卻常發作於早上起床時呢?

正確答案即在於軟組織傷害所具有的「休息後僵痛」(post-resting stiffness)之特性。軟組織在睡眠或休息狀態下長時間靜止不動,以致於早晨起床時與休息久了之後的第一個動作對受傷的軟組織來説最為突然且劇烈,當然也就最容易引發疼痛了。

不過,常見的是,在患者稍微活動後,疼痛的情況反而會逐漸好轉,這是由於血液循環加速,使得局部溫度升高,軟組織產生的疼痛感慢慢變得較不明顯,此種假象很容易讓患者誤以為多動可以減緩疼痛,結果反而導致傷勢的擴大,「休息後僵痛」亦愈來愈明顯,常讓患者無法再繼續忽略傷害的存在了。

如前所述,「落枕」一旦發作,大多表示著頸部早已有傷處存在,因此在急性期中,患者最好減少活動、儘量躺下休息,且頸項須用枕頭墊住,支撐在舒服的姿

勢。單純的提肩胛肌拉傷，經過3天好好休息，應該可以得到大幅改善；如果屆時情況未見好轉，則應及早就醫，以檢查是否屬於關節、軟骨方面的問題。倘若發作時頸部完全無法活動，且伴有劇烈疼痛的話，則應立即就醫，找出原因接受治療。

　　「落枕」若是沒有好好處理，很容易反覆發作，此時患者千萬不可再掉以輕心了。原因在於頸椎的構造相當複雜，除了骨骼、關節、軟骨、肌腱、韌帶之外，還有脊髓、頸神經根、脊椎動脈等穿梭其中，如果傷害持續累積，則傷勢有可能擴大到非常嚴重的程度，治療也就更棘手了。

## 避免落枕的方法

預防出現「落枕」，也就是要預防提肩胛肌拉傷與頸椎節面關節軟骨夾傷，必須多加注意平日頸部的活動與姿勢。原則如下：

neck

頸部

**1**

避免長時間仰頭超過
5～10度或低頭超過
15～20度，否則容
易對頸部造成傷害。

**2**

同一個姿勢不要維持
太久，每隔30分鐘稍
微活動一下頸部，利
用空檔和緩地進行低
頭、仰頭、轉頭向右
與向左及頭偏向左右
兩側等活動，都有助
於增加頸部的活動
度。至於其他的頸部
運動，在下一章中會
有更詳細的介紹與說
明。

neck

　　另一方面，若一旦感到頸部不適，不論是多輕微的
疼痛，都不應該忽略，而且要及早找出問題並加以處
理。千萬別以為只是小小的傷，經過日積月累下來，說
不定哪天就「落枕」了。

# 頸椎退化性關節病變──
## 小心變成骨刺

門診中被診斷為「頸椎退化性關節病變」的患者，主訴症狀除了頸部僵痛之外，還可能包括上肢痠麻、頭暈、目眩、耳鳴、甚至下肢行動不良等，而這些從頭到腳不同的問題，其實都是頸椎骨刺所造成的。正由於骨刺惱人，本章重點即在說明頸椎骨刺如何形成，進而從根源提出預防之道，使讀者可以及早做好頸部保健，不讓骨刺有機可乘。

## 認識頸椎

頸椎在整條脊椎當中可以說是活動度最大的部位，不論是胸椎或腰椎都無法像頸椎一樣可以前後左右大幅度地轉動，以配合著頭部的各種活動；另一方面，除了睡眠時間以外，頸部無時無刻承受著整個頭顱的重量，頸椎的工作量與使用率，可見一斑。

頸部

　　頸椎骨共有7塊，在頸部前彎、後仰、側偏和轉動時，各節頸椎間的節面關節都會承受不同的力量。在正常的情況下，位於各節頸椎骨之間的椎間盤及頸椎節面關節中的軟骨，會如避震器般吸收調節頸部活動時所產生的壓力，保護頸椎不受傷害。

　　然而，倘若頸部長時間處於姿勢不良或是過度使用等情況下，這些不當的外力即容易使得軟骨漸漸開始受到磨損，進而引起局部發炎腫脹，如果周圍肌肉彈性不佳或韌帶損傷時，再加上持續不當的外力影響，就會使得軟骨一再地「磨損◀▶腫脹」，如此惡性循環下來，終將使軟骨磨損殆盡，且逐漸刺激頸椎椎體邊緣骨質的增生，長期下來就形成骨刺（圖6），各種頸椎退化性關節病變也就隨之而來了。

　　如同前文所述，

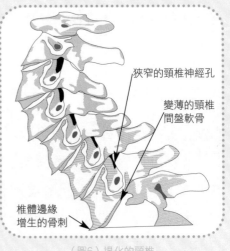

狹窄的頸椎神經孔

變薄的頸椎間盤軟骨

椎體邊緣增生的骨刺

（圖6）退化的頸椎

頸椎的構造相當複雜，除了骨骼、關節、肌肉、肌腱、韌帶之外，還有脊髓、神經、脊椎動脈等穿梭其中。因此，頸椎骨刺由於壓迫到的部位不同，患者的頸椎退化性關節病變在症狀表現上也會不同。

## 頸椎退化的症狀

頸椎的退化性關節病變在臨床上的表現，可大略歸列為四種：

### 1
關節發炎所造成的局部後腦杓、頸、肩胛部位的痠痛、僵硬。

### 3
骨刺壓迫到脊椎動脈，而出現姿勢性頭暈、目眩、耳鳴等症狀。

### 2
骨刺壓迫到椎間孔處的神經所造成的神經根病變，可能引起肩膀、上臂、前臂、手及手指等部位的痠麻、疼痛及無力感。

### 4
因骨刺或椎間盤突出造成脊髓腔狹窄，若壓迫到了脊髓，可能導致大小便失禁和下半身麻木無力、行動不穩等情況發生。

　　針對局部的痠痛、僵硬及輕微的神經壓迫，予以藥物或物理治療即可得到不錯的效果。而對於長期嚴重的神經根壓迫造成上肢某些肌肉群明顯無力、萎縮或脊髓壓迫而有行走困難或不穩者保守治療效果較差，少數患者甚至需要接受手術治療。

## 雙管齊下，遠離病變

既然頸椎骨刺對於健康的影響如此之大，唯有防止骨刺的形成，才能遠離各種頸部退化性關節病變。然而，若要預防骨刺，則應先從避免軟骨磨損做起，須雙管齊下：

1

注意姿勢與環境。

2

加強頸部肌肉彈性與強度。

　　臨床發現，撇開曾有頸部受傷病史的人不談，大多數頸部退化性關節病變的案例都與頸部長期姿勢不良有關。無論是操作電腦、伏案閱讀、工作、做家事等動作，只要長期姿勢不良，都會因過度承受外力而對頸部

造成傷害，使得頸椎退化問題提早報到。

　　因此，需要長期低頭及伏案工作者，首先應改善環境，注意工作檯面和椅子的相對高度，透過調整檯面或椅子，通常即可改善姿勢不良的問題。再來，足夠的採光、善用閱讀架及必要時配戴適合的眼鏡矯正老花和近視等，也都可以減少過度低頭或駝背伸頸等不良的姿勢，保持良好的閱讀距離；另外，工作時也應提醒自己每隔30分鐘活動頸肩，甚至站起來走動，可讓身體舒緩放鬆一下。

頸部

## 頸部保養運動

至 於加強頸部肌肉彈性與強度的方面，除了平日勤做頸部運動外，別無他法。建議的運動，說明如下：

一、等張運動——肌肉隨著轉頭動作，可增加柔軟度並減輕僵硬不適感。

首先身體坐正，頭部保持平直，分為六個方向進行，包括前低、後仰、左轉、右轉、左傾、右傾：

（1）先慢慢低頭接著再慢慢抬頭，動作須做到極限為止，共做5～10次。（右圖 ❶ ❷ ）

（2）之後改為慢慢向右轉頭到底，回正後再慢慢向左轉頭到底，同樣做5～10次。（右圖 ❸ ❹ ）

（3）再來將頭部慢慢傾向右肩，回正後再慢慢傾向左肩，同樣進行5～10次。（右圖 ❺ ❻ ）

neck

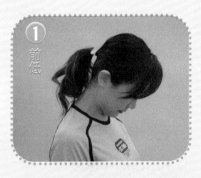

① 前低

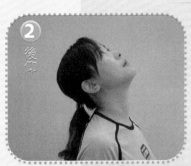

② 後仰

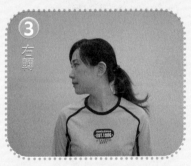

③ 左轉

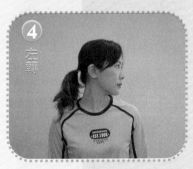

④ 右轉

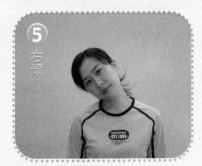

⑤ 左傾

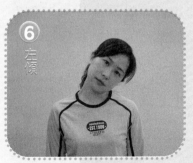

⑥ 右傾

轉頭運動

二、等長運動——肌肉收縮時，沒有明顯動作。

首先坐正，頭部保持平直，分為四個方向進行。

（1）頭往前抵（可以用手給予阻力），直到感覺頸部前方
　　　肌肉出力緊繃即可，維持5～10秒即可休息。

（2）頭往後抵（可以用手給予阻力），直到感覺頸部後方
　　　肌肉出力緊繃即可，維持5～10秒即可休息。

（3）頭往右抵（可以用手給予阻力），直到感覺頸部右方
　　　肌肉出力緊繃即可，維持5～10秒即可休息。

（4）頭往左抵（可以用手給予阻力），直到感覺頸部左方
　　　肌肉出力緊繃即可，維持5～10秒即可休息。

※以上的動作每次做5～10下。

　　這些運動可幫助加強頸部肌肉的力量，注意不要閉
氣進行。運動亦分為六個方向，可以手輔助給予阻力，
做頸部肌肉出力運動。

　　要注意的是，在進行運動時，須保持緩慢而規律的
呼吸，不要憋氣進行。

　　伸展動作只要做到覺得肌肉有點緊繃即可，並且維
持不動約5～10秒左右，通常在這時間內，緊繃感應會逐

漸消失，若感覺疼痛就表示肌肉拉扯過頭了。此外，動
作務必緩慢進行，以免過於急促容易造成傷害。

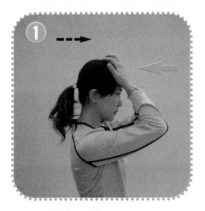
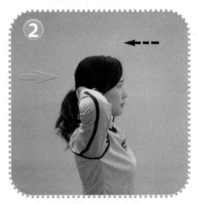

頸部肌肉牽拉運動

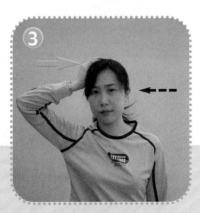
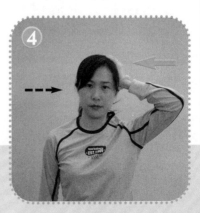

等長運動

## 頸部日常保健守則

由於頸部在日常生活中的使用率極高，有許多動作都關係著頸部傷害的發生，值得加以注意。以下即一一列舉頸部的日常保健原則，提供讀者學習並身體力行：

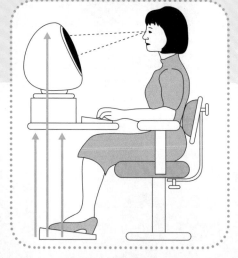

（圖7）良好的坐姿

**1** 保持良好的坐姿，最好選擇有靠背及扶手的椅子，坐時儘量收下巴。髖關節可維持屈曲稍大於90度，不妨在椅子前置一張矮腳凳（圖7）。

**2** 注意工作時的姿勢，不要長時間低頭或仰頭，工作檯面勿太低或離身體太遠，以免身體前滑、坐姿變形。

**3**

避免頸部過度前屈（大於20度）、後仰（大於5度）或左右轉動，必要時以轉動身體取代或使用工具，如：倒車時多利用後照鏡或是選擇可以左右旋轉的辦公座椅。

**4**

站立時，儘量收下巴、收小腹，維持正確直立姿勢。

**5**

搬物時，可以屈膝代替彎腰，動作勿過於急速，所搬物品宜置於身體正前方及儘量靠近身體，避免搬動太重的物品。

**6**

伸手取物時，勿過度伸長手臂，以免扭傷頸部，必要時可將身體前移或找凳子墊高。

**7**

躺下時，床墊不應太軟，枕頭勿太高、太硬，應能夠支撐頭頸部維持正中舒適的姿勢，避免頸部過度伸仰或側偏，並且俯臥時間勿太久。

**8**

勿臥在床上、沙發上閱讀、看電視。

**9**

在頸部拉傷之急性期改善後，更應規律、持之以恆地從事頸部運動。運動前先局部熱敷20分鐘，有助於增加柔軟度，運動務必以緩慢柔和之方式來進行。

**10**

避免長時間維持同一姿勢，每隔15～30分鐘起來小動一下，每隔2個鐘頭則大動一回。

　　隨時注意動作姿勢，並勤做頸部運動，不但可避免頸椎的退化，防患未然，在病程中還有助於增進治療效果，免於病情的惡化。尤其現代人不論工作、娛樂，每日長時間與電腦為伍者不在少數，更應早日做好頸部保健，避免傷害一再累積，才能降低頸椎退化性關節病變發生的機率。

## 頸部揮鞭症候群——
### 如揮鞭般甩動小心後患無窮

當我們乘坐交通工具時，不論是停止或行駛狀態下，倘若與另一輛行駛中的車輛撞上，容易造成頭部急速向前或後仰，接著又立即彈回的大幅擺動，由此衍生而出的種種傷害，即稱為「頸部揮鞭症候群（whiplash injury of the neck）」。

neck

## 車禍後頸部疼痛

頸部揮鞭症候群為車禍後相當常見的情況，原因在於頸椎在整條脊椎當中是活動度最大的部分，不論是胸椎或腰椎都無法像頸椎一樣可以前後左右大幅度地轉動，再加上頸部並未受到安全帶的保護作用，只要車子一受到撞擊，由於慣性運動的反作用力產生即容易造成乘客的頸部如揮鞭般甩動，因而導致傷害產生。

從解剖位置來看，頸椎的構造相當複雜，除了骨骼、關節之外，還有脊髓、神經、脊髓動脈等穿梭其中；此外，還有肌腱、韌帶以及多達20～30條肌肉層層疊疊，相互影響。

在正常的情況下，位於頸椎關節間的椎間盤會如避震器般吸收頸部活動時所產生的壓力，保護頸椎不受傷害。但是，如遇過度使力或是外力太大時，尤其是讓頸部無法控制地如揮鞭般甩動，就可能立即對頸部造成肌肉拉傷、韌帶鬆脫、骨骼破裂、關節移位、神經壓迫、甚至脊髓損傷等，危險性不可小覷。

頸部

　　然而頸椎構造極為複雜，X光或核磁共振檢查常無法細緻準確地查出是哪一條肌肉，韌帶或小的節面關節錯位，也因此增加了治療上的困難度。

　　根據臨床統計，半數的傷者在車禍後的半年～兩年半的期間，會有所謂的「車禍後頸部疼痛症候群」，也就是斷斷續續出現頸部僵硬、疼痛，甚至不能動的情況，尤其是遇到天氣變化、疲累、壓力大時，症狀更為嚴重，容易影響正常工作及生活。

## 立即固定、適時復健

因此，當頸部受傷時，不論傷勢輕微與否，均應立即固定患部，儘速就醫，並在急性期過後，接受適當的復健治療，如：藥物、物理治療、運動以及穿戴頸部護具等。如此一來，不但可以減緩疼痛，還可以降低車禍後頸部疼痛症候群、頸椎關節變形或磨損等種種後遺症的發生。

值得注意的是，護頸雖然常在此時用來幫助頸椎的支撐固定，但長期使用下來，可能會造成頸部肌肉萎縮無力、肌肉更加僵硬等問題，導致一脫下來稍微一動脖子就容易扭傷。

　　所以，除了韌帶鬆脫與關節移位等情形，經醫師處方而必須較為長期使用護頸外，頸部受傷的患者最好每隔 2 小時脫下來休息一下，1～2週後開始減少使用時間或改為間歇性的穿戴為宜。除此之外，保持正確的頸部姿勢以及勤加運動復健，更是避免日後頸部後遺症的重要功課。

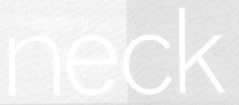

# 上背部

## 肌筋膜疼痛症候群——
常伴隨壓力而來

疼痛通常為疾病的警訊，也是患者求診時最常見的主訴。疼痛的發生大多其來有自，但是，仍有不少病患經常抱怨這裡痛、那裡痛，卻不一定都找得出明確的原因，肌筋膜疼痛症候群正屬於此種情形。

### 關於肌筋膜疼痛症候群

肌筋膜疼痛症候群可能發生於肩、頸、腰、背、顏面、四肢等部位，甚至連頭痛也在內。根據統計，患者女性多於男性，尤以年輕女性居多。有的患者

只感到某部位單側肌肉緊繃、疼痛；有的卻是兩側對稱發作；也有患者甚至全身到處都在痛。

　　肌筋膜疼痛症候群的臨床表現為身體局部肌肉緊繃、僵硬、伴隨疼痛、甚至隆起，往往可以找到一個或數個壓痛點，其中還包括誘發性痛點（trigger point），後者在受到刺激時會將疼痛傳導至別處的肌肉，而產生這裡痛、那裡也痛的現象。病情嚴重時，患者還可能出現失眠、打嗝、便秘、腹瀉等自律神經失調等問題。

　　近年來，有許多國外醫學研究者開始重視肌筋膜疼痛症候群的問題，甚至成為每年醫學會討論的重點之一，但其真正的致病原因至今仍不明確。倘若針對肌筋膜疼痛症候群的患者進行抽血和X光檢查，結果幾乎都是正常的；再透過肌電圖檢查也往往無異常的狀況；就算進行病理切片，在電子顯微鏡下也還是看不到明顯的病因。

　　因此目前醫學界認為，引發肌筋膜疼痛症候群的機轉多起因於慢性的肌肉或神經病變，進而造成肌肉持續緊張，且範圍逐漸擴大，使得疼痛也就有增無減了。

## 肌筋膜疼痛症候群的原因

若進一步探究肌筋膜疼痛症候群的原因，雖然尚不明確，且各家說法不一，但大致包括下列四項可能因素：

**1**
對於已有的慢性疼痛，未加以適當處理，使得情況愈演愈烈。

**2**
營養不均衡：尤其維他命B群、維他命C、以及微量元素，如鈣、鎂、鋅、錳、鉀等，對維繫正常神經肌肉功能均有貢獻，應多加攝取。

**3**
心理因素：焦慮、憂鬱、生氣等情緒傾向都容易使得肌肉緊繃、疼痛。

**4**
其他疾病：例如：貧血、肝功能異常、甲狀腺功能異常、高血脂症、代謝異常等，都與肌筋膜疼痛症候群有密切關係，臨床研究，約有1/3的患者即屬此類。

病程的早期，疼痛只發生在接近下班或加班等特別

疲勞的時候，只要經過睡眠休息，到了第二天早上就會覺得舒服多了。但如果不早期治療，或是誘發因素持續存在，包括微量元素的缺乏、或是壓力過大等，便容易加重症狀，久而久之疼痛就不分早晚地存在，不僅常伴隨肩頸疼痛及頭痛，甚至還會干擾睡眠品質。

## 長期抗戰，減輕發作次數

要改善肌筋膜疼痛症候群，必須長期抗戰，且多管齊下，才能減輕症狀、減少發作的次數、甚至預防再度發作，建議做法如下：

### 1
首先必須解除眼前的疼痛，可依個人體質與方便性為考量，選擇藥物、物理治療、刮痧、拔罐或針灸等方式，至少持續1～2週，應該會有相當的幫助。

### 2
避免過度疲勞，要有適當的休息；此外，並學習調適壓力及處理自己的情緒。

### 3
常泡熱水澡，有助於症狀改善。一般說來，水溫約38～40度即可達到放鬆的效果，若肌肉疼痛較為劇烈時，水溫還可加熱至40～42度，每次浸泡以20分鐘左右為宜。

**4**

選擇自己喜歡的運動，並養成習慣。建議每週至少運動3次，每次約30分鐘，運動的強度應以達到稍微出汗為準則。

**5**

每日補充高單位的維他命C和B群以及其他微量元素等。

**6**

定期接受健康檢查，找出潛在病因對症治療。

　　除了上述六種做法之外，還需要更積極地避免肌肉緊繃，預防慢性疼痛的產生。尤其是現代繁忙的工商社會，凡事講求快速、效率，導致許多人長期處於緊張狀態。這樣的情形很容易使得全身的肌肉長期緊繃，若再加上姿勢不良、缺乏運動，肌筋膜疼痛症候群就容易出現了。

　　因此，預防之道還應包括避免長時間固定姿勢不動，最好每隔30分鐘，伸伸懶腰、轉轉頭、拉拉筋或做做以下建議的伸展操，也會有很大的助益：

## I.肩頸伸展操

### 一、聳肩運動——幫助頸部兩側肌肉放鬆：

做法：坐正，頭部保持平直，雙肩向上聳起，愈高愈好，達
到極限後維持姿勢5～10秒，之後放鬆肩膀，再重覆
同樣的動作，至少連續進行5～10次。

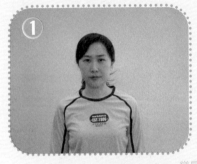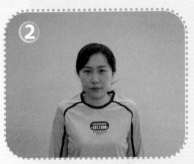

聳肩運動

### 二、頸部肌肉牽拉運動——增加頸部肌肉彈性，促進肌肉血液循環：

做法：坐正，動作分三步驟，重覆進行5～10次。

　　　1.雙手置於頭頂，將頭往前下壓，直到感覺頸部後
　　　方肌肉緊繃即可，停留5～10秒，再慢慢回正。

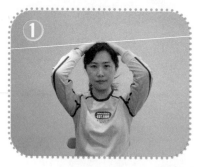 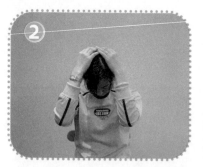

頸部肌肉牽拉運動

2. 右手置於頭頂，將頭部往右前方45度下壓，直到感覺頸部左側肌肉緊繃即可，停留5～10秒，慢慢回正，再換對側進行。

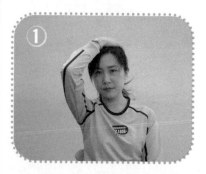 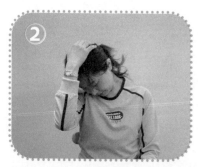

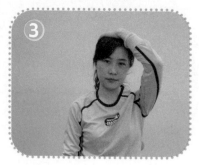 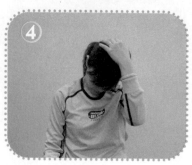

頸部斜側牽拉運動

3.接著將右手置於頭頂，將頭往右側方向下壓，使得右耳儘量貼向右肩，直到感覺頸部左側肌肉緊繃即可，停留5～10秒，慢慢回正，再換對側進行。

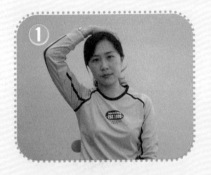
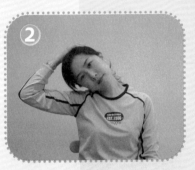
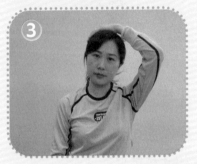
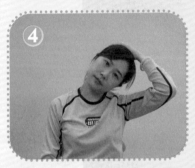

頸部側邊牽拉運動

upper back

II.胸背部伸展操

一、雙肩後夾運動——放鬆前胸的肌肉：

做法：身體坐正，雙手自然下垂，雙肩用力向後使兩肩胛
　　　骨夾緊，保持姿勢5～10秒，然後放鬆重覆進行。

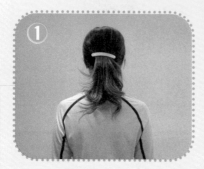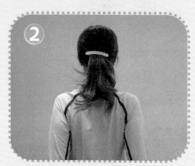

雙肩後夾運動

二、繞肩運動——放鬆兩肩胛骨周圍的肌肉：

做法：身體坐正，雙手自然下垂，頭部保持不動，雙肩
　　　聳起，以兩肩頭為圓心向前繞圈5～10次，之後
　　　再向後繞圈5～10次，如此重覆進行。

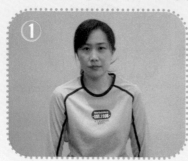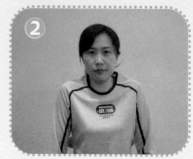

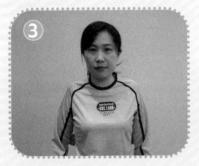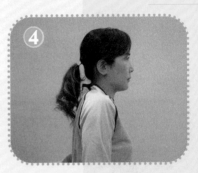

繞肩運動

三、手臂伸張運動——增加肩胛骨周圍肌肉彈性：

做法：身體坐正，雙手10指交叉，手心朝外並向前伸直
雙臂，頭低下，背部用力往後拱，儘量讓雙手伸
直離身體愈遠愈好。

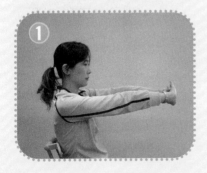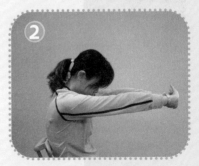

手臂伸張運動

III.背部伸展操

一、平躺抱膝運動——增加背部肌肉彈性：

做法：平躺，用雙手先抱住左膝，壓向胸部方向，維持
約5～10秒後，再換抱右膝重覆進行。

二、扭麻花運動——增加背部肌肉彈性：

做法：平躺，抬起右腿，橫跨至身體左側，但上半身保
持不動，維持姿勢約5～10秒，再換另一側重覆
進行。

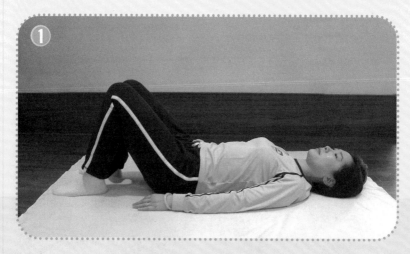

upper back

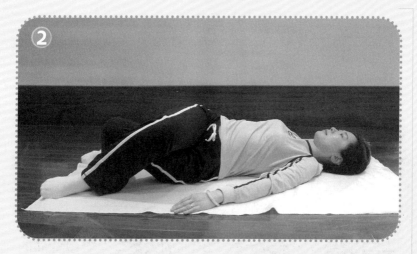

　　在進行上述運動前，不妨先施以熱敷，可幫助肌肉放鬆。進行時須保持緩慢而規律的呼吸，不要憋氣。伸展動作只要做到覺得肌肉有點緊繃即可，並且維持不動約5～10秒，通常在這段時間內，緊繃感會逐漸消失，若感覺疼痛就表示肌肉拉扯過頭了。還有，動作必須緩慢進行，以免過於急促容易造成傷害。

　　肌筋膜疼痛症候群正困擾著愈來愈多的現代人，這是由於生活型態中存在著太多的不利因素所致。因此，讀者應該好好檢視個人的飲食、工作性質與環境、運動量、情緒及健康狀況等，找出問題與對策，才是釜底抽薪的改善之道。

# 下背部

## 腰部肌肉肌腱拉傷——
### 帶頭引發下背痛

根據統計，不分年齡，80％的人都有過腰痠背痛的經驗，長年飽受其苦的人亦不在少數。腰痠背痛可能涉及的問題很多，例如：肌肉、韌帶、椎間盤、椎骨、關節、神經、脊髓等。然而，從臨床觀察發現，絕大多數被診斷為椎間盤、關節、或神經出了問題的下背痛患者，其病史當中都有肌肉或肌腱拉傷的經驗，可見腰部肌肉肌腱拉傷在下背痛的病程中如何扮演著牽動骨牌效應的帶頭角色。

### 腰部拉傷的常見原因

常 見腰部肌肉肌腱拉傷的發生，其主要的原因有下列幾項：

## 1

長期缺乏運動：導致肌肉無力、沒彈性，只要一個不當的動作即容易受傷。

## 2

姿勢不良：例如：彎腰駝背，或者因懷孕或肚子太大而呈現背往後仰、下巴向前伸等姿勢皆屬不正常使用腰部肌肉的情形，久而久之即造成傷害。

## 3

動作太過突然，或是沒做好使力的準備。

## 4

重複且過度使用腰部肌肉。

## 5

常常彎腰及提搬重物。

　　在腰部肌肉或肌腱拉傷的當下，若疼痛症狀不太明顯，患者因而往往不以為意，總是要等到傷害累積到某一程度時，才不得不加以理會，此時，也許已掉入疼痛與傷害的惡性循環中。

　　所以，仍是一句老話，傷不論大小、痛不論輕重都要立即處理。尤其腰部肌肉控制著腰椎活動時的平衡作用，倘若傷害日積月累下來，則單純的肌肉拉傷將逐漸

# 下背部

導致腰椎活動角度不當，衍生出椎間盤壓迫、軟骨磨損、骨質增生、關節發炎、神經壓迫等種種問題，實在不能小覷。

## 維持正確姿勢，遠離拉傷

若要避免腰部肌肉肌腱的拉傷，進而遠離下背痛，必須同時從改善姿勢與運動著手。首先，在日常生活中務必要時時注意姿勢，良好的姿勢包括了下列各點：

1.站姿：

站立時抬頭挺胸，縮下巴、收小腹，不要挺著肚子。最好也不要穿鞋跟太高的鞋，以免腰椎前凸。倘若站著工作，要注意工作檯面的高度，以配合正常直立站姿為宜。

2.坐姿：

坐時應將臀部緊靠椅背坐正，可於背部下方三分之一處置放一個圓筒靠墊，使背部得到良好的支撐；此外，兩

lower back

腳平踏地面時，髖關節、膝關節及踝關節應彎曲略大於90度，如果椅子高度不夠的話，則可於腳下放置一張小矮凳，如此一來上述各關節的彎曲角度即大於90度。工作性質需久坐者，應避免長時間維持固定姿勢，最好15～30分鐘起身動一動。

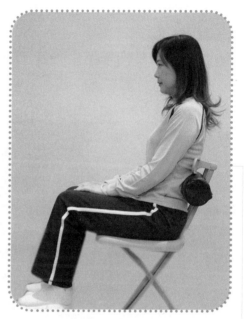

腰背正確理想的坐姿

### 3.臥姿：

躺臥時，避免長時間趴睡，床不可太軟，以免脊椎下陷，枕頭不可太高太硬，以維持脊椎的平直。睡前局部熱敷有助腰背部肌肉之放鬆與休息。由床上起身時，應先側躺再坐起為宜。

4.搬物姿勢：

拿東西時，宜向前跨近一步，不要大幅度俯身彎腰拿取。撿東西時應正面屈膝，不要直接彎腰或側身去撿。拿取高處物品時，使用矮凳協助，不要踮腳。此外，尤其要避免搬拿重物。

## 熱敷與運動缺一不可

另一方面，適合的脊椎保健運動同時包括了腹肌與背肌的彈性牽拉與肌力訓練，以加強脊椎的支撐力量，幫助維持正確姿勢，且可緩衝震盪，有助於防範或改善下背痛的症狀。運動前，先局部熱敷20分鐘，可加強運動效果。建議每天早晚各做一回（但急性期中切勿進行）運動包括：

1.腹肌運動——平背運動

**目的**：加強臀肌及腹肌力量，減少腰椎前屈角度，增加腰薦椎活動度。

**步驟**：仰臥平躺，雙膝彎曲，頭與頸稍抬高至離開床面，維持姿勢5〜10秒鐘後放鬆，重複進行5〜10次。

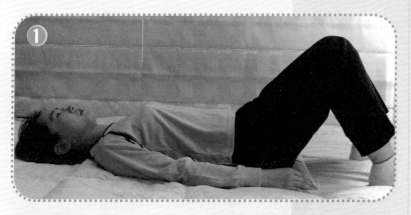

加強腹肌運動

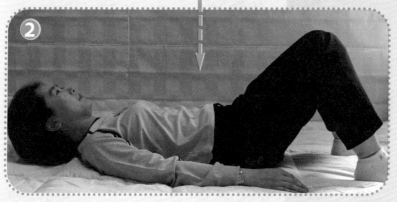

頭與頸稍抬高至離開床面

## 2.背肌運動：

### （1）膝胸運動

**目的**：牽拉下背肌肉及臀後肌。

**步驟**：平躺在地板或床上。雙膝彎曲，用兩手慢慢抱膝
靠近胸部，維持姿勢5〜10秒鐘，然後恢復原來
姿勢，再重複進行。

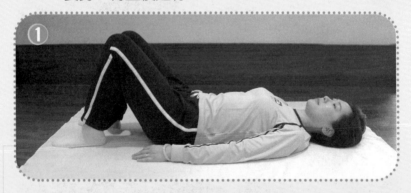

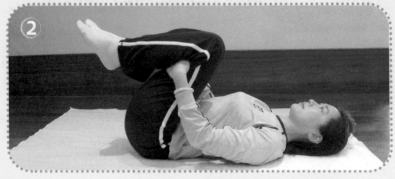

膝胸運動牽拉背肌

（2）仰背運動

**目的**：加強背肌肌力。

**步驟**：俯臥於地板或床上，雙手平貼身體兩側，腹部墊
枕，以上背的力量將上半身慢慢向上拉至下巴離
地即可，維持姿勢5～10秒鐘，然後恢復原來姿
勢，再重複進行。

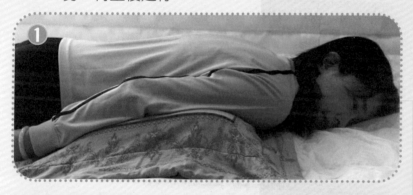

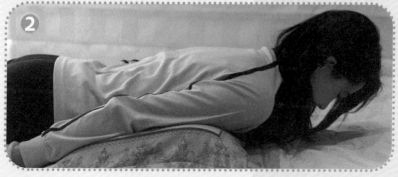

仰背運動加強背肌（注意上半身抬起時，頭勿抬太高）

（3）拱橋運動

**目的**：加強背肌肌力

**步驟**：平躺在地板或床上，夾緊臀部，腹部收縮，使下背平貼地板上。雙膝彎曲，慢慢將臀部抬高，維持姿勢5～10秒鐘，然後恢復原來姿勢，再重複進行。

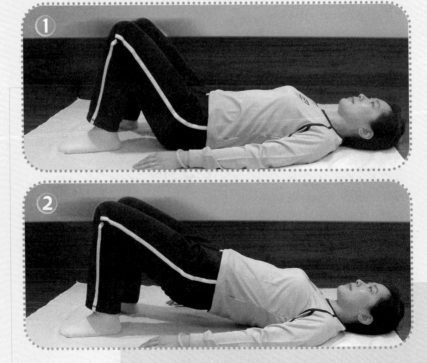

拱橋運動加強背肌與臀肌

除了上述的正確姿勢與運動外，日常生活中最好亦儘量避免彎腰的動作。建議使用長柄掃把與拖把來做清潔工作，不要過度彎腰；刷牙、洗臉時略為屈膝，以取代彎腰；穿鞋可坐著翹腳穿或者蹲下來穿，不要直接彎腰；整理床單時同樣可蹲下來整理，不要彎腰整理。

　　腰痠背痛雖不致危害生命，但對於生活品質的影響極為深遠。尤其人類平均壽命一再延長，活得久更要活得好，使得疼痛的預防與保健更形重要。事實上，只要在日常生活中時時注意姿勢的正確與否及使力是否得當，再配合有恆的運動，如此一來，不但可以避免受傷，進而還可延緩肌肉、肌腱、關節等的日漸老化、喪失彈性，更能提升壽命延長後的生活品質。

lower back

# 腰椎間盤突出症——
## 真的説來就來？

在談到腰椎間盤突出症前，先説明一下什麼是椎間盤。椎間盤位於各節脊椎骨之間，功能如避震器一樣可吸收調節脊椎直立與活動時所產生的壓力，保護脊椎骨不受到傷害。椎間盤主要藉由脊椎附近組織與脊髓腔前的後長韌帶來固定，並不會因為一般動作而移位。

### 何謂腰椎間盤突出症？

所謂的腰椎間盤突出症，是指椎間盤突然受到過大的壓力，造成外圍的纖維輪突出撕裂，並導致中心的髓核被擠壓出來，進而刺激或壓迫到附近的神經根。（圖8）由於上述神經根掌管下肢的感覺與運動，分布的區域與坐骨神經類似，因而所引發的疼痛就有如坐骨神經痛一般，同樣會從臀部延伸到大腿後方、再延續到小腿、腳跟、甚至腳趾等，因此腰椎間盤突出症往往被認為是坐骨神經痛。

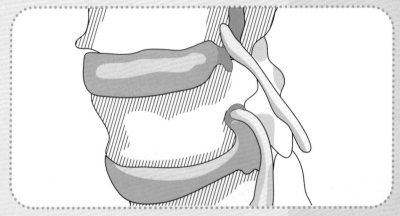

（圖8）腰椎椎肩盤突出

　　腰椎間盤突出症發生的誘因主要是由於猛然間的動作不當或是劇烈運動等，一下子使得腰椎承受的壓力過大所致，像是用力咳嗽、彎腰拿重物、劇烈地撞擊等等，都有可能造成腰椎間盤突出。另一方面，也可能與解剖結構上的問題有關，例如：後長韌帶本身比較弱或比較窄，使得椎間盤有機會向外突出。此外，甚至背肌或腹肌無力也都會使椎間盤承受不當外力，而易造成腰椎間盤突出。

　　在醫學上，腰椎間盤突出症這個診斷多用於年齡在30歲上下的年輕患者身上，至於因腰椎退化而出現椎間盤磨損、甚至被壓扁等情況，則被視為腰椎退化性關節病變，而非腰椎間盤突出症。

## 腰椎間盤突出症的症狀

在症狀方面，超過50％的腰椎間盤突出症患者來說，以坐姿時最為疼痛難忍，而躺臥時則最為舒服。這是因為腰椎間盤的壓力在平躺時最低，至於站立時盤內壓力則會升高2～4倍，坐姿不良時，如斜靠在沙發或床上，甚至可能升高4～8倍以上。不過，某些症狀嚴重的患者，連躺臥時都會感到腰背劇烈疼痛，會痛到無法下床，甚至還會出現暫時性的脊柱側彎現象。此外，急性腰椎間盤突出刺激到附近的神經根時還有一個特別的症狀，即是躺平時患肢往上抬高70度左右的話，許多患者會明顯感到從腰部開始急速傳導至下肢的神經痛。

倘若患者置之不理，則持續性的腰椎間盤突出，不但會壓迫到神經根，甚至還會壓迫脊髓。而且椎間盤一旦突出，也會直接影響到脊椎的穩定度，造成節面關節

lower back

的不當磨損，退化性關節病變就會隨之而來了。

## 腰椎間盤突出症的治療

在治療上，腰椎間盤突出症的患者之初期，醫師會給予消炎止痛藥以減輕患部的紅腫熱痛程度；此外患者本身還必須多躺少坐，初發作時甚至應絕對臥床7天。所謂臥床，是指身體放平躺在床上而言，斜靠在床上反而可能增加椎間盤壓力而加重症狀。

在臥床以外的時間，則可依照醫師處方穿戴護腰，有助於腹背肌力及增加腹壓，以減少椎間盤承受的壓力。

原則上，剛發生椎間盤突出的2週內，護腰最好要每天穿戴，也就是從早上起床開始穿戴到晚上就寢前為止，2～6週後才開始減少使用時間或是改為間歇性的穿戴為宜。因為長期使用護腰，可能會造成腰部及腹部肌肉萎縮無力、若甚至更加僵硬等問題，導致一脫下來稍微一動就容易受傷。

在物理治療方面，腰部牽引可減輕椎間盤承受的壓力，而熱療與電療則可以達到適度肌肉放鬆與止痛的效果，視情況治療時間可從1～3個月不等。

另外，過了急性期後，可依照醫師或物理治療師的建議，從事正確的腰背運動，以避免因穿戴護腰而造成肌肉無力。如果患者腰椎間盤突出的問題相當輕微，在不致引起疼痛的情形下，不妨多進行腰背向後仰的動作，可有助於椎間盤回縮歸位。至於仰臥起坐、搖呼拉圈等運動，由於可能加重症狀，要加以避免。

倘若就算接受治療仍是時好時壞，或是患者根本無法配合休息與復健，或者已出現嚴重壓迫神經的症狀，例如大小便失禁等，就必須考慮開刀了。值得注意的是，開刀的成功機率雖有七、八成，但5～10年後腰背疼痛復發的機率並不比非手術治療者來的低，而且如果手術不成功，接下來的處理將更形困難，患者應多詢問專業醫師的意見，並仔細評估。

## 腰椎間盤突出的預防

於腰椎間盤突出的預防之道，則包括下列三項：

**至**

## 1.正確的姿勢

請參考第68～70頁「腰部肌肉肌腱拉傷」一文有關站姿、坐姿、臥姿及搬運物品姿勢的部分。

## 2.加強腹肌、背肌的力量

適當而均衡的運動可以預防椎間盤突出症，尤其是加強腹肌與背肌的力量對於脊柱穩定性有很大的幫助，同樣可以參考「腰部肌肉肌腱拉傷」一文中有關腹肌與背肌的肌力訓練部分。

## 3.勿輕視小傷

根據臨床研究50％的腰椎間盤突出症患者都曾有輕微腰部肌肉拉傷的病史。因此，身體任何一個小傷都不可輕忽，任何程度的疼痛都應該正視，才能避免小問題有朝一日變成大麻煩。

# 腰椎退化性關節病變——
## 影響站走能力輕忽不得

「腰椎退化性關節病變」和「頸椎退化性關節病變」，除了症狀表現不盡相同，兩者的病因與病程可說極為類似。

前面的文章曾提及：腰部肌肉提供了腰椎活動時的平衡作用，儘管只是單純的肌肉拉傷，日積月累下來也將逐漸導致腰椎活動角度不當，軟骨磨損的問題就會隨之而來。

### 何謂三角平衡？

各椎骨之間軟骨的功能就像避震器一樣可吸收調節脊椎直立與活動時所產生的壓力。腰椎各椎骨間

負責上下連接且承受壓力的主要軟骨，分布於椎間及兩邊的節面關節內，形成了一個兼具活動與承受力量的三角平衡關係。也就是說，當我們的腰部無論前彎、後仰、側彎或左右轉動時，依靠著各椎骨間軟骨的三角平衡支撐，這些動作才不會對腰椎造成傷害。

正常的軟骨富含水分，才得以能夠減輕腰椎活動時的摩擦衝撞力量。但是，隨著年齡增長，軟骨中的水分即會自然減少，倘若再加上腰椎長時間處於姿勢不良，很容易使得軟骨漸漸開始受到磨損，進而引起局部發炎腫脹，將會使得軟骨掉入「磨損←→腫脹」的惡性循環。

長期下來，不但終將使軟骨磨損殆盡，還會逐漸刺激腰椎椎體邊緣骨質的增生，形成骨刺，一旦卡住神經孔，壓迫到腰椎的神經根，疼痛就會隨之而來了（圖9）。由於腰椎神經根的傳痛區為腰背到腿部，與坐骨神經的分布區域相似，因此所出現的後腿疼痛症狀即稱為「坐骨神經痛」。

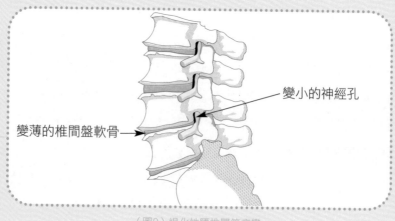

變小的神經孔

變薄的椎間盤軟骨→

（圖9）退化性腰椎關節病變

　　雖然腰椎退化性關節炎的疼痛症狀也會從臀部延伸到大腿，但是和腰椎間盤突出的疼痛症狀所不同的是，腰椎退化性關節炎發作多半較為緩和，不會造成急性的腰薦椎神經根刺激，患者如果躺平時，患肢往上抬高70度左右，通常不會像腰椎間盤突出的患者一樣感到從腰部開始急速傳導至患肢的神經痛。

　　如同其他部位的軟組織傷害一樣，腰椎退化性關節病變同樣會出現「休息後僵痛」與「晨僵」的症狀，而且由於已影響到關節，這樣的狀況特別明顯。這就是為什麼腰椎退化性關節病變患者在坐、站或躺久後，變換姿勢時會感到明顯的僵痛，而且這種僵痛往往在稍微活動後會減輕。

# lower back

## 確定病因，對症治療

治療上，急性疼痛期時應儘量休息2～3天，配合藥物及物理治療來達到止痛消炎的作用。過了急性期後，可逐漸加強腹肌與背肌的牽拉與肌力訓練（詳見第70～75頁腰部肌肉肌腱拉傷一文中關於腹肌與背肌訓練之說明），以加強脊椎活動時的彈性與支撐力量，幫助維持正確姿勢。運動前，先局部熱敷20分鐘，可減輕僵痛及加強運動效果。建議每天早晚各做一回。

要改善腰椎退化性關節病變的問題，釜底抽薪的做法仍是老話一句，除了多做腰背運動外，注意坐姿、站姿與臥姿（詳見第68頁腰部肌肉肌腱拉傷一文中關於站姿、坐姿、臥姿等說明），避免長時間維持同一姿勢，每隔20～30分鐘左右調整一下姿勢或是起身動一動，絕對是有幫助的。

除了類似坐骨神經痛的問題外，腰椎退化性關節病變還包括：脊柱變形、脊髓腔狹窄、關節變形或移位等，可能降低患者站走的能力，全部都輕忽不得。針對年紀大的患者，尤其應該注意鑑別診斷以排除骨質疏鬆、脊椎滑脫、壓迫性骨折、惡性腫瘤等疾病，確定為腰椎退化性關節病變後，才能對症治療。

# 尾椎痛——
## 果然如坐針氈

在瞭解尾椎疼痛的問題之前，不妨先認識一下尾椎的構造。尾椎位於脊椎骨的最下段，是人體演化至今沒有明顯用處的一段骨骼。尾椎本身有尾椎韌帶、大臀肌、尾椎肌、肛門括約肌、提肛肌以及神經等軟組織附著其上。只要因外傷而傷及尾椎和周圍軟組織就會產生疼痛。

### 男女尾椎有別？

基本上，男性由於尾椎骨較向內彎且位置比坐骨粗隆高，當受到撞擊時有較好的保護；然而，女性由於骨盆較為寬扁，尾椎骨也較直、較長，因此當跌坐時，尾椎骨相對容易受到挫傷，甚至斷裂變形。

## 尾椎痛常見的症狀

尾椎痛可說是人人或多或少都有的經驗，只是程度不同而已。大致上，只要坐下時太過用力、臀部直接頂到硬物、不小心跌倒或滑倒時臀部先著地、以及長時間坐姿不正（如以身體躺靠椅背或直接坐在地面上，造成尾椎骨長時間受到壓迫）等，則有可能會對尾椎及鄰近組織造成傷害。

尾椎痛之所以惱人，在於其症狀總是一再出現，這和坐姿有著相當密切的關係。患者只要一坐在質地堅硬的椅子上即會感到疼痛，甚至如坐針氈；而久坐之後要站立的一瞬間也會有疼痛感。但是，其他活動如走路、躺臥等則不會加重疼痛的情形。

至於尾椎斷裂的發生，則通常是以坐姿跌坐在堅硬的地面或硬物邊緣所致。症狀包括尾椎骨、周圍組織疼痛、痙攣及局部壓痛，使患者明顯無法以正常方式維持坐姿，甚至平躺或走路也會牽動尾椎疼痛，厲害的話甚至咳嗽、打噴嚏或因排便提肛肌壓力的增加時都會痛。

## 尾椎痛的治療方式

在治療方面，可分為急性期與非急性期。在急性疼痛期時，可施以局部冰敷，並給予非類固醇類的消炎止痛劑；在劇痛時也可嘗試注射局部麻醉劑並加上類固醇藥物；若是解便時引起疼痛加劇則可給予軟便劑。

至於非急性期的治療，患者可接受溫水坐浴、局部短波、深度電療、超音波等復健治療，並多做提肛、骨盆肌收縮運動，以促進局部血液循環；此外，視情況亦可接受尾骨鬆動術。

必須強調的是，由於尾椎並無明顯支撐作用與活動上的功能，若配合接受保守治療再加上注意坐姿避免受傷，可使其治療成功率達90％以上，故傷害性之手術治療多非必要。

針對尾椎痛雖然可視情況提供上述種種治療，然而，有些多年飽受尾椎痛之苦的患者卻常抱怨，花了很多時間到醫院接受復健治療，好像僅能消炎止痛，並無法徹底根治。原因在於，日常生活中只要是坐著就會有許多機會使尾椎再受到碰撞，再度引發疼痛。因此，要避免尾椎痛的反覆發作，在治療的同時還需注意使尾椎免於一再受到碰撞，才能使治療的效果事半功倍。

## 保留一個空間，讓尾椎更自在

避免尾椎反覆受傷的首要原則便是在尾椎和椅子間保留一個空間，讓患者在坐下時，尾椎不會頂到椅面。患者可於辦公室、車上各放置一條大毛巾，在坐下前，將毛巾摺疊後置於椅面上的前3/4部分，這樣一來，坐下時毛巾的厚度會隔離椅面和尾椎，讓尾椎免於反覆碰撞而疼痛。（如p90圖）

根據患者的經驗，此法在實施2～3週之後，疼痛症狀便減輕許多。此外，在看電影、觀賞表演、聽音樂會時，也可如法泡製，儘量減少尾椎被碰撞的機會。

若坐下時間較短，如：搭公車或捷運時，則可採身體前傾的坐姿，同樣可讓尾椎不接觸椅面，以減少疼痛。此外，尤其要避免騎乘摩托車，不然經過路面凹凸不平的坑洞時，會因震動而讓患者感到椎心之痛。當然，床鋪也不宜太軟，以免臀部下陷而刺激到尾椎。

雖然尾椎痛不是什麼大毛病，但是若不醫治，長期下來，會造成背部的不舒適甚至變形。因此，正確診斷及適當的診治，再加上密切的保養，才是遠離尾椎痛的最佳方法。

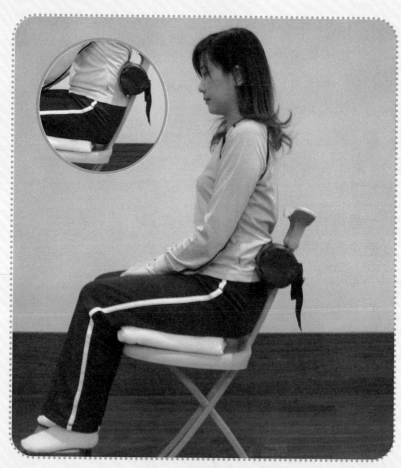

適合尾椎疼痛之坐姿背墊

# 退化性脊椎滑脫症——

## 腰痠背痛的潛藏危機

　　若分析脊椎滑脫症的病因，大致不外乎先天性、峽型、退化性、外傷所致的急性骨折、病理性等五項，其中又以退化性為最常見之病因，因此本章將僅針對退化性脊椎滑脫做完整之說明，以幫助讀者有效預防、及早診治、改善病情。

　　退化性脊椎滑脫症屬於退化性脊椎病變的一種，好發於40歲以上之中老年人，其中，女性之發生率約為男性的4至5倍，尤其常見於家庭主婦，應與家事操勞、長時間照顧子女、常彎腰做事等原因有密切關係。

　　從結構上來觀察脊椎滑脫症的話，可發現脊椎椎體向前移位，這是由於椎間盤的扁化、局部韌帶鬆弛、以及脊椎關節小面的退化和變形所引起，最常發生的位置則為第四和第五節腰椎。

　　在病痛表現方面，初期的脊椎滑脫症可以說是沒什麼症狀，或是偶爾感到局部腰痠背痛或容易疲累；等到

神經根受到壓迫時，即會出現下肢麻痛與無力、行走困難等情形，若病情嚴重到導致脊髓腔狹窄時，不但無法久站，還會造成膀胱無力的現象。

正由於脊椎滑脫症早期幾乎無明顯症狀，因此很容易被患者所忽略，即使患者經常感到腰痠背痛，也常被誤認為是閃到腰、或是工作家事太過勞累所致，不是不以為意、要不然就是藉著短暫休息來緩解症狀，往往總要等到疼痛加劇、或開始感到早晨起床僵疼、甚至出現坐骨神經痛時，才向醫師求助，此時病情通常都已有相當程度了。

事實上，脊椎滑脫症只要及早注意並確定診斷，大多數患者均可藉由藥物搭配復健之保守治療、適度穿戴護腰、積極且規律的運動訓練、以及正確的日常保養而得到大幅的改善並縮短病程，除非脊椎滑脫的程度太大，否則需要接受手術治療的機率並不高。

除了遵照醫囑接受藥物與復健治療外，適度地穿戴護腰也是非常重要的。原則上，在急性疼痛期的2至6周內必須整天穿戴，但穿戴的時間可隨著病情改善程度而逐漸縮短，以避免因長期穿戴護腰而造成腰部及腹部肌

肉的萎縮無力。至於脊椎滑脫較嚴重的患者，在急性疼痛期過後，建議每日選擇較為忙碌的時段持續地穿戴護腰，但每日最多不超過兩次、每次不超過兩個鐘頭，以防止症狀再度惡化。

至於運動訓練方面，可於痠痛舒緩期每日進行以下三種運動，以加強背肌與腹肌的肌力：

一、俯臥，將枕頭墊於腹部之下，雙手平貼身體兩側，自然呼吸，不要憋氣，以上背的力量將身體慢慢向上伸展，上半身抬高至下巴與雙肩離開床面即可，停留約5至10秒，重覆此動作5至15下。

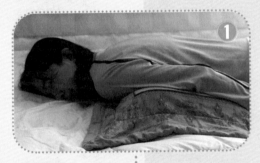

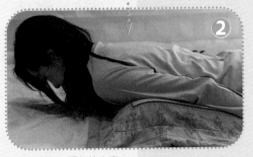

注意，頭勿抬太高

二、站直，背貼牆，雙腳打開與肩同寬，腳跟、腰部、背部、後腦勺均緊貼牆壁，縮下巴、自然呼吸，不要憋氣，雙手貼住牆並往兩側伸展，慢慢抬高向上畫圈，接著再慢慢向下，重覆五次。雙手在抬起的過程中，若腰背無法貼牆時，將手放下，再重新做一次。

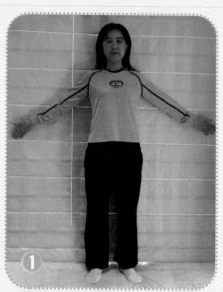

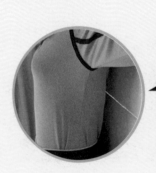

腳跟、腰部、背部、後腦勺
均緊貼牆壁

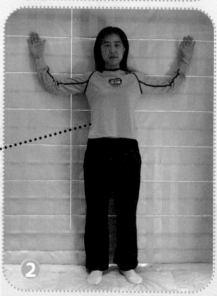

只要能動不要疼痛

三、坐在椅子上，臀部儘量往後坐，貼近椅背，於腰部和椅背中間放置小枕頭，並將腰背緊貼枕頭，雙手放置於大腿上，自然呼吸，不要憋氣。接著將左膝輕輕抬起，至腳板離地即可，再慢慢放下，連續進行五次後，換腳重覆相同動作五次。

注意在進行上述運動時，仍須以不致引起疼痛且和緩為原則。

最後，日常保養也是預防脊椎滑脫及避免舊傷復發的必要功課，隨時注意腰背活動姿勢，避免搬重物、或進行向前彎腰和扭轉腰部等動作，以減少脊椎滑脫惡化的可能。

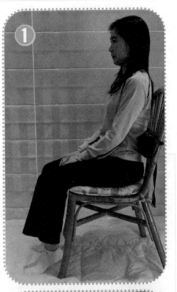

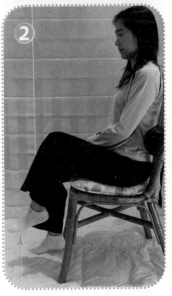

# 肩部

## 肩旋轉肌腱傷——
### 肩痛之主要禍首

在全身所有關節中，肩關節可以說是活動範圍最大，且使用相當頻繁的關節，舉凡搬物、梳頭、穿脫衣服、做家事等動作，都必須仰賴肩關節才得以進行。正由於肩關節活動量大，許多人到了30歲左右，就開始會因肩部活動量太大或動作速度太快，而發生肩旋轉肌肉拉傷、肌腱夾傷的狀況，疼痛也許輕微而短暫，因此容易被患者忽略；到了40歲時，受傷的症狀即變得更為明顯；等到邁入50歲以後，多年累積的肩部傷害很有可能演變為肌腱裂傷或五十肩了。

## 把握調理關鍵期

為什麼在大多數的肩部傷害中，肩旋轉肌會扮演如此苦命的角色呢？從解剖位置來看，肩旋轉肌包括有四塊肌肉，分布的範圍從肩胛骨連接到肱骨頭，主要的功能在於負責控制肩部內轉、外轉以及向外伸展等動作（圖10）。

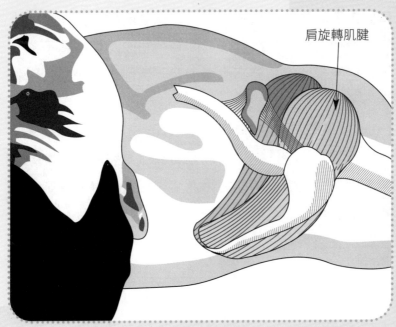

肩旋轉肌腱

（圖10）肩旋轉肌腱

一旦肩部活動過度頻繁或速度太快，就有可能造成肩旋轉肌肉或肌腱的拉傷，或者是肩關節上方骨縫處（醫學上稱為「鳥喙下方」）把肌腱夾傷、甚至造成裂傷等情況。

上述肌腱受傷時可能會局部出血，形成血塊，慢慢演變為「鈣化性肌腱炎」，並造成肌腱的堅韌度不足，到時候肩關節只要一活動就容易再度受傷，於是掉入了疼痛與傷害的惡性循環中。而且，倘若肌腱一再地受傷的話，會使得脆弱的肌腱形成裂隙，屆時不僅恢復不易，更可能因長時間肩痛不動而引發「肩部黏連囊炎」也就是俗稱的「五十肩」。

由於肩旋轉肌在肩關節附近形成一片筋膜，幾乎沒有血管分布，無法透過血液循環直接為組織補充養分、帶走廢物，組織修補能力因而變得相當緩慢。原則上，肩旋轉肌腱拉傷至少需要2～6週的恢復期；而肩部鈣化性肌腱炎通常需要治療1～3個月，疼痛才得以消除，但

shoulder

鈣化點仍然存在著。至於肌腱裂傷，則需要3～6個月才能復原，且從預後情形來看，有90％患者不再感到疼痛且活動度大有改善，但仍多數會有肌肉無力與輕微肩活動度受限等後遺症存在。

在肩旋轉肌腱受傷後的急性期當中，應儘量休息並勤於冰敷，此外，依照醫囑服用消炎止痛藥物與接受物理治療都可有效減輕疼痛症狀。倘若情況屬於較嚴重之肌腱傷，是否於受傷後3天內就醫及接受適當處置，對於預後情形好壞有關鍵性的影響。

值得注意的是，如果肩旋轉肌腱有發炎腫脹現象的話，就算是當手臂垂下保持不動時，也會因手臂的重量牽動到肌腱而引發疼痛，因此在急性期的前3天當中，最好使用三角巾懸吊患側手臂（手肘彎曲角度稍小於90度為宜），以使患側肩部肌肉能夠處於完全放鬆的休息狀態，以增進恢復的機會。

但是，使用三角巾保護肩部，亦可能誘發肩部不動之後遺症──「肩部黏連囊炎」，故必須同時維持肩部適度的活動。不過，肩部運動有其正確方式，否則很可能會弄巧成拙。

## 急性受傷期和緩活動即可：

1. 在急性期中早晚各進行一次，運動前先冰敷或熱敷（以患者舒適為原則）患部20分鐘。
2. 接著平躺，此時應注意患側手臂與肩部肌肉須保持完全放鬆狀態。

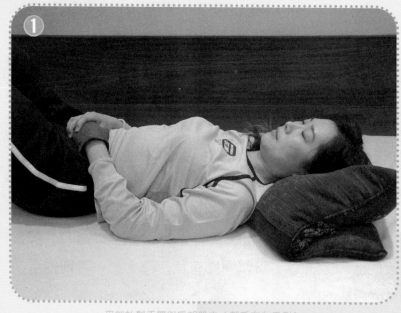

①

平躺放鬆手臂與肩部肌肉（戴手套為患側）

3.再使用健側手臂拉抬患側手臂，慢慢拉高至極限為止
（以不致引起明顯疼痛為原則），最好能使患側手臂愈貼
近耳朵愈好，如此重複3～5次，每天早晚各一回。

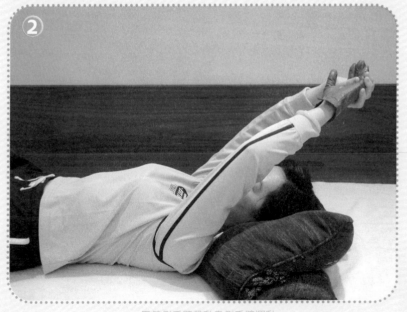

用健側手臂帶動患側手臂運動

## 不讓傷害有機可乘

雖然會引起肩關節疾患的原因不只有肩旋轉肌腱傷，其他如：頸神經根病變、中風、心臟病等也都是可能的原因，所以，尋求正確的診斷，透過檢查確認病因，並接受適當的治療，才能儘早走上康復之路。另外，做好肩部保健，不讓傷害再有機可乘，更是患者千萬不可忽略的課題。

日常肩部保健注意事項為：

**1**

避免提、扛、拖、拿重物。

**2**

倘若必須移動重物，如：行李、箱子等，應以緩慢推行方式進行。

**3**

避免長時間手舉高過於肩膀工作，如：刷油漆、曬衣服。

**4**

勿做急速抬高肩部的動作，如：拉公車吊環。

**5**

少作高速或高頻率之肩旋轉動作，如：刷洗浴缸與鍋子、急速投球與殺球以及高爾夫球揮杆等動作。

**6**

儘量紀錄並避免會引起肩痛的動作，如：側身向後伸手取物。

**7**

注意夜間肩部保暖，並小心睡姿不良而誘發之肩痛。

**8**

一感到肩痛時，立即停止造成肩痛的活動，若疼痛加劇或是疼痛持續4～7天以上時，應由醫師加以診療。

**9**

急性劇烈肩痛時，應立即休息冰敷，並儘速就醫，把握前3天治療的黃金期。

shoulder

# 五十肩——
## 非中老年人專利

**不**少前來復健科求診的患者，一聽醫師告知自己得了五十肩時，往往第一個反應就是「怎麼可能？我還不到五十歲，怎麼會得五十肩？」。事實上，並不是只有年過五十的人才會罹患五十肩；當然，也不是所有的肩痛都是五十肩。

### 何謂五十肩？

**五**十肩又稱為冰凍肩（Frozen shoulder），症狀為肩部關節疼痛合併關節活動度受限，由於好發50歲以上的中、老年人，因此才有五十肩的俗稱。五十肩的正式學名為「肩部粘連囊炎」，指的是肩關節囊因發炎而粘黏，使肱骨頭（上臂頂端）在肩部活動空間變小，進而造成肩關節活動度受限而言。

根據臨床研究，五十肩並不是某種單一疾病的表現。在五十肩的患者當中，超過半數是由於肩旋轉肌腱受

傷所引起的，尤其當肩旋轉肌腱有明顯裂傷疼痛的情形下，幾乎無可避免會造成五十肩。這也就是為什麼在門診中不乏20～30歲的年輕人因劇烈運動或用力過猛而造成肩部受傷，之後未經適當治療，結果即演變為五十肩了。

其次，相當多的病例，則是肇因於頸椎退化性關節病變，尤其是第五、第六頸神經根受到壓迫所致。此外，像是手臂神經損傷、肱骨（上臂）上端骨折、中風、心臟病、腦瘤、停經期等都有可能導致五十肩。

## 五十肩主要症狀

五十肩同時具有「肩膀疼痛」和「肩膀活動受到限制」兩項臨床特徵。只要當患者的肩部活動超過某一範圍時，就可能引發劇痛，如此一來，連平常做來輕而易舉的許多生活小事，例如：梳頭、洗澡、擦背、穿脫衣服等，都會因疼痛和關節活動受限而變得非常困難，甚至夜間睡眠時，也常因翻身時觸壓肩關節而引發劇痛。在門診中，病情較為嚴重的患者不但無法主動抬高肩部，就連醫師施以被動性的活動都無法進行。

## 適當治療避免再度受傷

**要**改善五十肩，最重要是先確定病因以及受傷的原因，才能給予適當的治療，並加以避免再度受傷。此一過程通常需要6個月以上，因此患者的耐心是絕對必要的。

大體而言，治療分為「藥物治療」與「復健治療」兩大部分。

**1**
藥物治療：包括急性期給予類固醇局部注射、使用口服消炎止痛藥或肌肉鬆弛劑等，以減輕症狀。

**2**
復健治療：則是指以下的物理治療：
(1)熱療、電療、超音波：促進血液循環，放鬆肌肉，減少局部疼痛及發炎反應。
(2)徒手治療：對於病情較嚴重的患者，像是肩部幾乎完全僵硬者，在上述幾種治療之外，還須配合徒手治療才能收到實效，例如：拉筋運動、關節鬆動術、筋膜放鬆術等，都有助於鬆動肩部關節，改善粘黏的狀況。

至於運動，患者往往會因怕痛而不敢動，使得肩膀的活動度一直未見改善；要不然就是覺得不動不行而拼命動，結果反因動作太劇烈又再造成傷害。事實上，在急性期過後，及早正確地進行居家運動治療不但能防止病情惡化和縮短病程，還能增加肌肉力量，避免肌肉長久不用而萎縮，因此正確且持續的運動訓練，就成為能否遠離五十肩的關鍵因素。

## 和緩運動擺脫五十肩

在進行居家運動前，患者可先熱敷肩部20分鐘以減輕關節僵硬的程度。運動時，須注意動作要和緩，且不致引起劇痛為宜。同時，若運動後疼痛感增加，且持續15～30分鐘以上的話，則可能表示運動過度導致受傷了。建議的運動主要包括：「鐘擺運動」、「手指爬牆運動」以及「毛巾抽拉運動」，詳細步驟如下：

1.鐘擺運動：身前放置一張凳子，健側單手支撐其上，身體前彎，患側手拿約1公斤重物（如：水瓶），先儘量向前及向後擺動，接著儘量向左右兩側擺動，之後再進行繞圈，圓圈可逐漸愈畫愈大。前後、左右以及畫圈各進行10次。

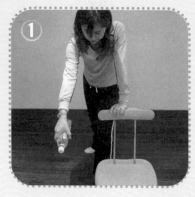
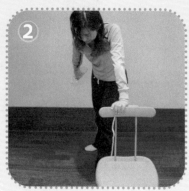

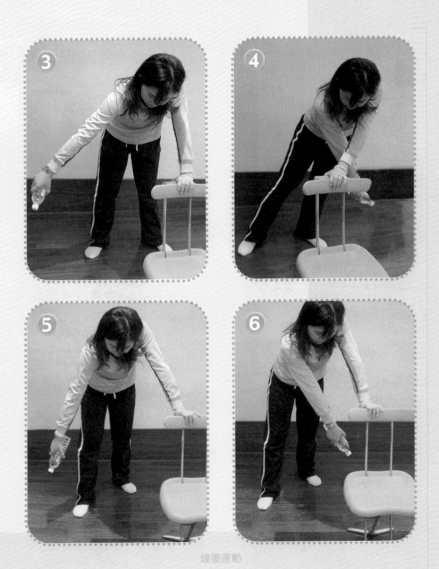

鐘擺運動

2.手指爬牆運動：首先面對牆壁，身體與牆壁相隔約一步左右，伸出患側手臂以指尖輕觸牆壁向上爬升，感到吃力時可略為暫停，再繼續爬升到極限為止，共進行10次。之後轉為側身，同樣伸手以指尖輕觸牆壁向上爬升，再進行10次。

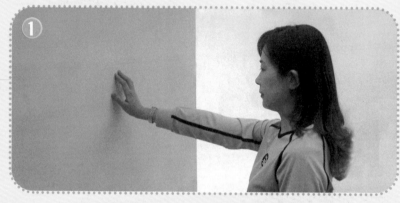

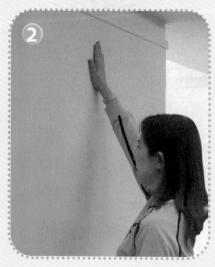

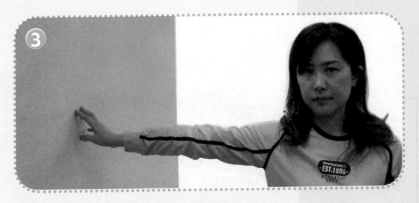

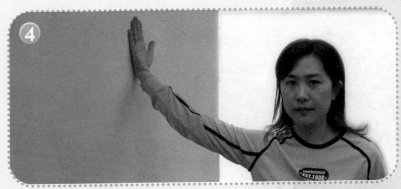

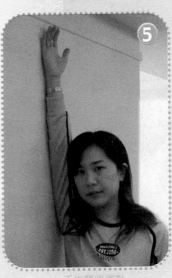

shoulder

手指爬牆運動

3.毛巾抽拉運動：身體站直，患側手臂抬起伸向背後握住毛巾的一端，健側手臂則伸向腰後握住毛巾的另一端，使用健側手臂下拉毛巾有如擦背動作一般，以帶動患側手臂，注意患側手肘保持不動，如此才能活動到患側肩部，反覆進行10次。

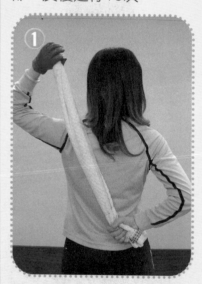 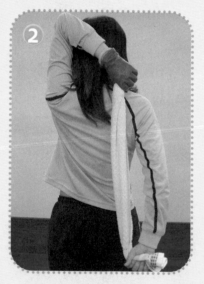

毛巾抽拉運動（戴手套側為患側）

　　接著，將患側手臂平放背部並抓住毛巾，使用健側手臂將毛巾拉過健側肩部，並上拉帶動患側手臂，如此可使患側手臂在被動的情形下儘可能往上抬，同樣重複進行10次。

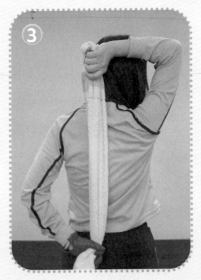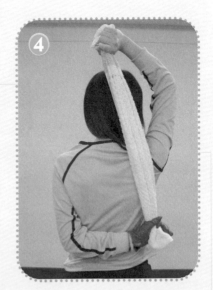

毛巾抽拉運動

　　好不容易改善了五十肩的症狀，還必須時時注意日常工作的相關動作才能降低復發的機率。舉凡搭乘公車捷運、曬衣服、掃地、拖地、拿取高處物品等日常生活所難免之肩部動作，甚至只是快速操作電腦，若使力不當、姿勢不正確或是動作次數太頻繁、還有長時間固定同一姿勢等，都是再次導致五十肩發生的誘因。

　　因此，防範之道在於注意不要長時間重複相同的動作，而寧可分次來進行；動作時避免突然、過猛地用力、手舉過高等，不妨爬上椅子墊高以拿取高處的東西，搭公車時手握扶桿而不使用吊環等。

　　這些細節都注意到了之後，再配合從事正確且持續的肩部居家運動，長久遠離五十肩絕非不可能的任務。

# 手肘

## 網球肘——
### 病因大多非關網球

「網球肘」這個名詞一聽起來，令人馬上聯想到運動傷害。事實上，根據臨床統計，只有1/3的患者是因從事網球運動而導致「網球肘」，其餘2/3的患者，都是由於日常生活或工作當中，因過度或不當的使用手指、手腕而引發「網球肘」。

### 何謂「網球肘」？

大多的手指與手腕動作都會牽動到前臂的肌肉，而前臂肌肉的另一端即附著於肘關節的周圍，所以俗稱的「網球肘」，即是因為長時間不當、過度使用手腕或手指而造成手指、手腕伸展肌在肘關節外側的附著處發炎，在醫學上稱為外側上髁炎（圖11）。

除了打網球以外，只要是長時間、速度快或用力地使用手指與手腕，例如：用力敲打電腦鍵盤、長時間緊握滑鼠，都可能會導致網球肘上身；另外，家庭主婦切菜、炒菜或是使用的炒菜鍋太重，如此長期累積重複性的傷害，久而久之也會出現「網球肘」的症狀。

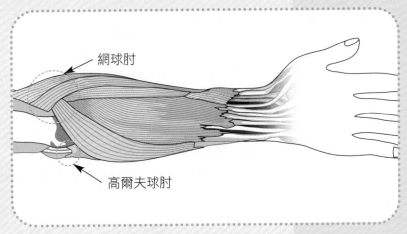

網球肘

高爾夫球肘

（圖11）網球肘及高爾夫球肘受傷處

elbow

## 網球肘的症狀？

網球肘的症狀在患者伸直手臂或用力縮回時，也就是當手掌進行抓、拿等動作時，肘關節外側會發生疼痛，嚴重時，甚至連擰毛巾、梳頭或只拎一點東西也會有困難，手肘部位更是一觸即痛。

值得注意的是，網球肘患者感到疼痛起一個月內，倘若沒有好好治療與處理，則大約有1/3的病例會面臨無法根治的長期困擾了。

## 網球肘的治療

至於網球肘的治療，除了讓手腕休息並服用消炎止痛藥之外，在網球肘症狀剛出現的頭2天，可先局部冰敷以改善發炎、並減緩疼痛，但過了急性期後，就可改成冷或熱敷。除了自行護理患部之外，最好還是至復健科接受物理治療，像是超音波治療和經皮電刺激等，都會有不錯的效果。

至於常用以治療網球肘的局部類固醇注射方式則是

見仁見智的作法。但無論如何，局部注射雖可暫時減緩肘部的發炎與疼痛，卻並非讓受傷的肌腱、骨膜得以立即修補，甚至在注射後更應小心，以免在缺乏疼痛提醒的情況下再度受傷。

在經過大約1～2週的治療後，疼痛應該得以減輕，可以開始漸進地做手臂、手腕伸展的運動和肌力訓練，每次做完伸展運動或肌力訓練後，可在肘關節外側冰敷15分鐘，以立即舒緩運動可能造成的微小傷害。

建議患者不妨可以試試看下面的伸展運動：

手臂往前伸，手肘打直，掌心朝下，用另一隻手將它往下彎曲，同樣維持約5～10秒後放開。

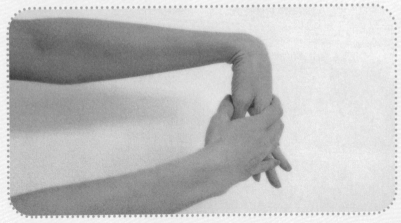

肘部肌肉牽拉運動

# elbow

　　以上的伸展運動最好每天進行2～3次，每次約5～10下。肌力訓練方面，以下三種方式患者可以一項項逐步進行，做完一項後，如果沒有引起明顯或長時間的疼痛，可進展至下一項運動：

## 1

將患側手臂平放在桌面上，握拳，手臂保持不動，維持5～10秒後放鬆，再重複握拳，可從3～5下逐漸增至10下。

## 2

將患側手臂平放在桌面上，握拳，手腕向上翹起，接著用另隻一手抵壓住患側拳頭，給予阻力，互相抗衡約5～10秒，患者可每天進行2～3次，每次5～10下。

## 3

用力抓握毛巾棒或軟皮球，重複進行5～10次，每次維持5～10秒。

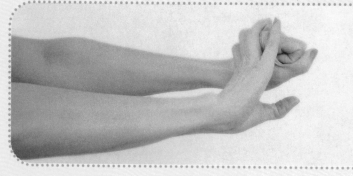

肘部肌力加強運動

此外，患者還可做一些啞鈴運動，作法如下：握啞鈴（掌心朝前），手腕向上彎曲，然後慢慢放下。接著，彎曲手肘，把啞鈴舉至肩部，然後再慢慢放下。

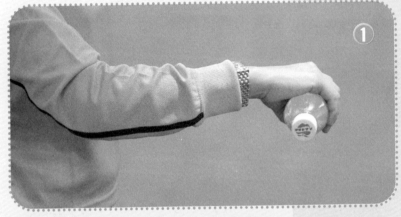

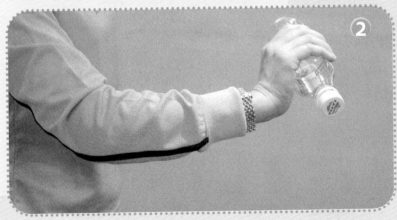

啞鈴肌力加強運動

　　以上啞鈴運動可以每天進行一次，每個動作逐漸增加至30下或量力而為皆可，至於啞鈴的重量，可使用裝滿水的寶特瓶從0.5公斤開始慢慢增加至2～3公斤。

　　綜合上述，對於網球肘的患者來說，以下的保健守則是必須確實遵守：

## 1

維持2～6周全天穿戴護肘，護肘的位置應位於手肘下方3公分左右，直到晚上睡覺時才脫下。（第28頁，圖3）

## 2

早晚熱敷15～20分鐘，並於熱敷後塗抹消炎止痛藥膏，輕輕地橫向深部按摩患部3～5分鐘。

## 3

所有會引發患部疼痛的活動均必須停止。

## 4

急性期中，每天至少進行2次以上的伸展運動。

## 5

非急性期時，每天至少進行2次以上：漸進的肌力加強運動（如前所述）。

如果患者愛好打球，那麼何時才可再恢復打球呢？這個問題常困擾患者和醫師，因為沒有絕對的說法。原則上，在疼痛消除之後，採取漸進式恢復運動量的作法是比較安全的，建議可以從受傷前運動量的1/4開始，並且隔日休息。過一陣子以後，症狀若無惡化，則可每次增加運動量約25%，漸漸回復至受傷前的運動量。

　　另一個更保險的評估方法，就是使用運動器材店所售之握力器來測試，要能抓握超過25下後沒有疼痛感出現，才可考慮再度上場打球。

## 如何避免再度復發

對於喜好球類運動的人來說，該如何避免網球肘的發生呢？運動前確實做好暖身、學習正確的動作和姿勢、適量的運動、不勉強嘗試高難度的球技、以雙手握拍而非單手來打反手拍，還有選擇適合的球拍，包

括注意球拍面的大小、把柄的粗細與材質以及球拍網張力的大小等都是很好的預防之道。

若自身有先天性或後天性肘關節外翻、內翻或反曲的問題，最好不要以網球、羽毛球、棒球等球類運動當作主要的休閒運動。

近來中老年人因高爾夫球揮桿而得到網球肘的患者，亦頗為多見。追究其受傷原因，多為揮桿過多造成過猛，球桿敲到地面，打球姿勢有誤所致，故提醒高爾夫球球友們，為避免不小心被「網球肘」纏上，影響揮桿表現，以受傷後及早就醫，即平日加強預防保健為宜。

在網球肘剛開始發作時，不但手抬不太起來，當抬高時，從手肘到肩膀都會痛，而且無法使力，這還必須注意肩關節肌腱是否受傷或發炎等問題。中年或老年網球運動者，若肘部外側的疼痛經過長久醫治都沒有好轉時，應該考慮患處疼痛是否因頸椎問題所引起，切莫把它當成網球肘看待，必須就醫檢查並接受治療。

DOW

# 高爾夫球肘——
## 痛點是在肘關節的內側

高爾夫球肘和網球肘同屬於上髁炎，只是依照發生部位不同來區分：若發生於手肘外側稱為「網球肘」，倘發生於手肘內側則稱為「高爾夫球肘」。在臨床上，「高爾夫球肘」發生的機率則遠低於「網球肘」。

## 誰是高爾夫球肘的危險群？

如同前一章所述，前臂的手指屈肌、手腕屈肌均附著於肘關節內側附近，因此只要是長時間過度使用手指、手腕就有機會罹患「高爾夫球肘」。

高爾夫球肘也是因運動傷害而得名。原因在於，在從事高爾夫球運動時，如果球桿握得太緊，或是用力揮桿時球桿敲地的話就容易造成「高爾夫球肘」。

　　不過，根據臨床統計發現，此症患者由於打高爾夫球而受傷者仍屬少數，大多是由於長時間、高頻率使用手指或手腕以及長時間提拿重物所致。

　　高爾夫球肘的症狀也和網球肘類似，只是痛的方式不同而已。「高爾夫球肘」患者在突然伸直手臂或用力縮回手腕時，可能會引發暫時的陣痛，但多半為長時間出力進行抓握等動作後，肘關節的內側會發生疼痛；至於網球肘的痛點則是在肘關節的外側，兩者極容易區分。

## 「高爾夫球肘」適宜的運動

高爾夫球肘和網球肘發生的原因同為肌腱過度拉扯傷害而造成其附著處之骨膜發炎，唯「網球肘」屬於伸肌傷害，而「高爾夫球肘」則為相反作用之屈肌傷害，故治療的方法雖然相似，可是肌力訓練與伸展運動的方向則可能不同，讀者可參照上一章「網球肘」治療的部分，以下只是針對高爾夫球肘患者建議的運動：

　　將患側手臂往前伸直，手肘打直，掌心朝正前方、手腕彎曲與前臂呈90度，再用另一隻手將患側手掌儘量

壓向身體方向，維持約5～10秒後放開。此一伸展運動可
每天進行2～3次，每次約5～10下。

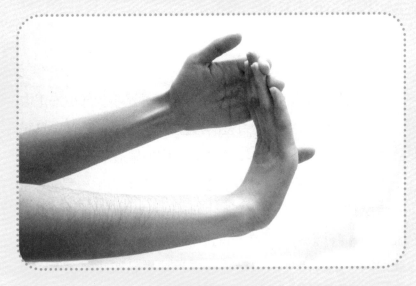

　　另外，在肌力訓練、啞鈴運動方面，則由於附著在
手肘的屈肌與伸肌會相互拮抗，一旦受傷，大多需要同
時加強，故肌力加強的運動方式，兩者相同，甚至於肘
部保健之道也可依循相同原理，只是「高爾夫球肘」的
重點部位是在肘內側而「網球肘」則在肘外側。

# 手指與手腕

## 腕隧道症候群——
### 拿東西老是失手？

什麼是「腕隧道症候群」？就是指通過手腕部位的正中神經受到壓迫所引發的種種症狀而言。根據臨床統計，「腕隧道症候群」是人體周邊神經損傷最常見的情況。

從解剖位置來看，在手掌與手腕交接的部位是由8塊腕骨組成，形成了一個手腕的腔室，也就是我們所說的腕隧道。在腕隧道當中，有正中神經以及6束肌腱鞘膜在此通過，腕隧道外則包覆著一層手腕橫韌帶（圖12）。

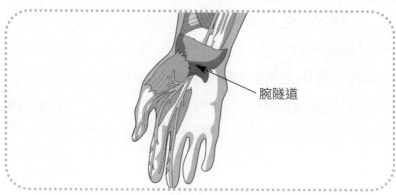

腕隧道

（圖12）腕隧道與正中神經分布

　　倘若手腕不停地進行彎伸的動作或是過度地使用手指，容易造成腕隧道內的6條肌腱發炎、腫脹，進而壓迫到附近的正中神經，也會隨之出現「腕隧道症候群」。

## 手指或手腕的動作過於頻繁？

要特別說明的是，「腕隧道症候群」發生的原因雖為正中神經受到壓迫，但追根究柢是由於手指或手腕的動作過於頻繁所致，而非手腕直接受到壓迫所引發的。因此，每天刷刷洗洗的家庭主婦、長時間敲打電腦鍵盤與緊握滑鼠的上班族及經常使用手腕與手指的勞動工作者等，都是門診中常見的病例。

　　臨床上亦發現，孕婦由於肢體末梢容易水腫，也有可能使得正中神經受到壓迫而出現「腕隧道症候群」；「類風濕性關節炎」患者若是腕關節發炎的話，同樣也可能連帶壓迫到正中神經，因而合併「腕隧道症候群」。此外，有些人因為手腕的腔室天生比較狹窄，也容易罹患「腕隧道症候群」。

正中神經分布於掌面，主要是在控制大姆指、食指、中指及無名指一半的感覺及大拇指的運動。

至於「腕隧道症候群」的症狀，則約有50％因先壓迫到感覺神經而以麻痛感來表現，也就是手指會覺得麻麻的，尤其會在半夜或清晨時麻醒過來；另外50％則因先壓迫到運動神經，可能會以無力感來表現，像是握筆、拿杯子會感到無法出力，甚至容易失手掉落東西，這是由於正中神經也掌管了姆底至掌際的肌肉，直接控制著大拇指的活動，因此當正中神經受到壓迫時，也可能會造成大拇指肌肉萎縮無力，相關動作也變得不靈活了。

## 適當的復健治療

倘若出現上述症狀，最好能夠早點就醫、確定診斷，並接受適當的復健治療。「腕隧道症候群」的患者若及早就醫，均可獲得不錯療效。通常復健科醫師會利用肌電圖神經檢查來確定診斷與評估神經壓迫的

程度，再建議患者依狀況接受局部注射或蠟療、雷射、超音波等物理治療；針對症狀嚴重的患者，則須施以外科手術切開韌帶來清除粘黏。

　　當然，在治療之外最重要的仍是讓腕部得到充分的休息，故亦可由穿戴手腕副木，以減少腕部過度使用。另外像是「類風濕性關節炎」的患者，則必須做好疾病控制，才能減少合併「腕隧道症候群」的機率。

## 自我檢測

對於有疑似症狀的讀者，在此提供一個自我初步檢測的方法。患者只要將雙手手腕向內彎曲成直角約1分鐘，若感到手指麻木的話，則有可能是屬於「腕隧道症候群」（此檢測法敏感率可達7成），最好儘早求診於復健科，以免症狀持續加劇。

finger. hand & wrist

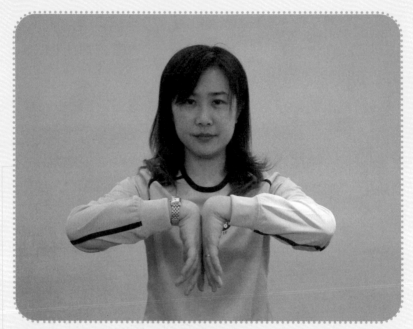

腕隧道正中神經壓迫測試

# 媽媽手——
## 並非媽媽們專利

媽「媽手」在醫學上指的是「橈側手腕肌腱炎」，之所以一直被俗稱為「媽媽手」，係因此症好發於懷孕

後期的孕婦，以及生產後、尤其是坐月子期間整天忙於照顧初生嬰兒的媽媽們。

　　若探究上述患者的相關病因，一方面是由於懷孕後期，準媽媽們體內的荷爾蒙變化會使得全身肌腱較為放鬆無力，容易引發肌腱炎的關係；另一方面，媽媽們倘若經常張大虎口托住小寶寶的頭來餵奶、洗澡，或長時間把小嬰兒橫抱在懷中、常用雙手把小嬰兒從腋下撐起等動作，還有幫寶寶換尿布、換衣服等工作，都容易因過度使用大拇指，而使得橈側手腕的肌腱反覆受力與摩擦，久而久之便會造成肌腱發炎了。

## 大拇指的兩條肌肉

大拇指的使用佔整個手部功能高達60％，其重要性與使用率可見一斑。在我們大拇指外側有兩條肌腱，分別是外展拇指長肌和伸直拇指短肌這兩條肌腱會經過手腕橈骨凸出的部位(圖13)，若經常進行虎口張合的動作或

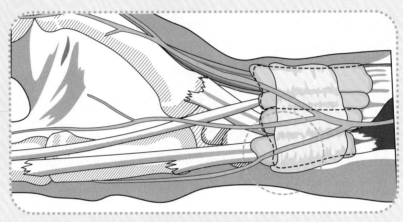

（圖13）媽媽手肌腱傷痛處

是過度使用大拇指，即會使得肌腱過度摩擦，就如同繩子在石頭上重複摩擦，長期下來就容易引起肌腱發炎疼痛或肌肉無力等症狀，這就是「媽媽手」形成的機轉。

　　由此可知，「媽媽手」並非媽媽們的專利，像是早期銀行行員用手數著大把大把的鈔票；行政人員重複地進行蓋章的動作；現代人以大拇指重複且大力地敲打電腦鍵盤的space鍵、操作手機按鍵或是頻繁地操作電視遙

finger, hand & wrist

控器；還有家庭主婦長時間折菜、大力使用剪刀等，這些過度使用大拇指的情況也都會造成「媽媽手」。

## 「媽媽手」的症狀

「媽媽手」的初期症狀是在進行大拇指張合動作時，感到疼痛或無法用力，此時即採取就醫行動的患者實在不多。實際上，很多「媽媽手」患者直到處於疼痛難耐時，才前來復健科求診。此時患者不但在抓握時，覺得使不太上力，甚至連一些經常進行的拇指動作，如：寫字、打電腦、接電話、轉門把、扭毛巾、提拿物品等都會引發疼痛，對日常生活及工作皆造成極大的不方便；更有甚者，若不小心稍微觸壓到患部，患者即會感到劇烈疼痛，可以說是苦不堪言。

## 適時的休息遠離媽媽手

在治療方面，休息是最重要的。但由於日常生活中許多使用拇指與手腕的動作，都會動輒引發疼

痛,因此,佩戴能固定腕至姆指的長型副木,以固定手腕與拇指的關節,佩戴時限制住局部的活動,等於強迫患部休息,可以說是最有效的治療。

上述副木通常需佩戴2~6週,倘若情況嚴重,可能需佩戴更長的時間才行。原則上,初期必須全天佩戴副木,但必須每2小時脫下來休息一下,並和緩地活動大拇指,以避免長時間使用副木可能造成關節僵硬;待症狀改善後,可改為間歇性佩戴,並逐漸縮短佩戴時間。

此外,經過復健科醫師診斷、評估後,配合物理治療(如:電療、臘療、超音波、雷射治療等),可以增加血液循環、減輕疼痛及發炎反應,之後再漸進地從事伸展拇指的復健運動,有大半數患者均有不錯的療效。

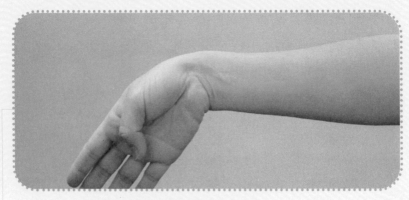

大拇指肌鍵伸展運動

要再次強調的是，想要遠離媽媽手，在藥物與復健治療之外，適當的休息是最重要的。倘若家中有「媽媽手」患者，家庭成員應該多多體諒並主動分勞；此外，患者本身也應改善工作習慣，避免不當與長時間使用患部，以免疾患動不動又「上手」了。

# 板機指與滑液囊腫——
## 病因相似但症狀各異

板機指與滑液囊腫都是常見的手部疾患，造成的原因多由於手指或手腕彎伸動作太過於頻繁、時間長以及過度出力所致。傷害發生於手指時，以板機指較為常見；若發生於手腕則多為滑液囊腫。少數的板機指為先天性的或與糖尿病等疾患有關，這些則不在本章討論範圍。

## 板機指與滑液囊腫

從解剖位置來看，在關節處的肌腱外包覆著韌帶，使得肌腱不會因屈指等動作而隆起。「板機指」與「滑液囊腫」即是關係著掌指關節與手腕關節的肌腱處發炎病變，但由於此兩種關節的周圍組織不盡相同，所以在症狀表現上也有差異。

倘若手指彎伸動作太過於頻繁、時間長及過度出力，很容易引起掌指關節處的肌腱不斷摩擦韌帶造成發炎、腫脹，之後當手指進行彎曲、伸直等動作時，由於腫脹發炎的肌腱容易在掌指關節部位卡住，於是產生手指彎曲後伸不直或是伸直後無法彎曲的狀況，甚至當手指進行伸展動作時還會發出「喀」的一聲，這就是所謂的「板機指」。

finger, hand & wrist

「板機指」最常發生的部位是大拇指，但其他手指也會發生這種情形。除了在手掌內側的掌指關節處常常可以摸到突起的結節之外，患者多會抱怨當手指伸展時會有疼痛、卡住的情形，而且觸壓掌指關節處的結節時也會有疼痛感產生（圖14）。

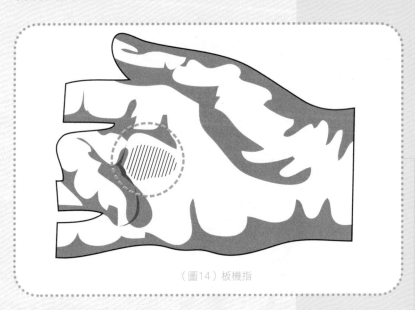

（圖14）板機指

臨床上常見到不少「板機指」的患者，由於害怕進行手指動作時老是卡住，以致於愈怕愈不敢動，長時間下來便形成惡性循環，反而使得手部症狀更加嚴重。

# 手指與手腕

　　但是也有另一類患者，為了要使自己的手指動作更靈活，因此不斷地進行手指彎曲及伸展的動作，結果由於不斷重複的摩擦發炎，不但情況沒有改善，反而導致掌指關節處的結節變得更大，使得症狀變得更加嚴重。

　　至於「滑液囊腫」則常見於手腕內側與背側，發生的原因同樣多半由於手指或手腕彎伸動作太頻繁、時間長及過度出力，造成手腕關節處的肌腱與滑液囊因不斷摩擦韌帶而發炎，進而導致滑液囊破裂，組織液受到擠壓、滲出而形成囊腫，從外觀上可見手腕內側或背側出現腫脹隆起（圖15），疼痛症狀和「板機指」比起來較不明顯，也沒有手指動作突然卡住的狀況。

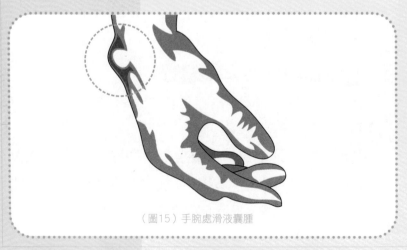

（圖15）手腕處滑液囊腫

## 避免高頻率、長時間的動作

不論是「板機指」或是「滑液囊腫」的患者；尤其要避免高頻率、長時間及出力大的手指或手腕動作，從事某些球類運動時也切忌長時間緊握球拍。此外，每天早晚將患部浸泡熱水後，進行和緩的拉筋運動，對於症狀緩解有很好的幫助。

合適的拉筋運動像是手指或手腕肌腱伸展動作，可用健側手握住患側手指，向外壓至緊繃狀態，維持5～10秒後，再緩慢的彎曲手指至手掌心內，同樣維持5～10秒，如此重複進行5～10次。

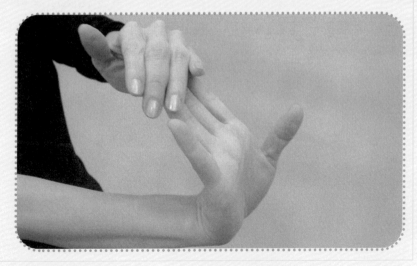

在治療方面，後天性板機指最有效簡便的方法為局部注射類固醇，可收消炎止痛的效果。此外，配合臘療、熱敷、超音波等物理治療，也有助於症狀的改善。

有些情況較嚴重的「板機指」患者，由於肌腱與韌帶已經黏連在一起，則必須進行外科手術治療，但手術並非一勞永逸，仍有再復發的可能，患者最好經過2位以上的醫師評估建議後再決定。

至於「滑液囊腫」的治療，則儘量減少相關肌腱過度使用為第一要務。另外，使用可局部加壓的彈性繃帶或護腕，可改善囊腫程度；物理治療如超音波等深部熱療，則有助於減輕疼痛與組織修補。

然而，對於嚴重腫脹變形與反覆發作的「滑液囊腫」，仍需外科手術治療，但提醒患者要注意手術後的復健與照顧，以免再犯。

# finger, hand & wrist

# 膝部

## 退化性膝關節炎——
### 生活品質大打折扣

　　一般說來，當年紀逐漸超過40歲時，就容易慢慢出現「關節內軟骨磨損」及「退化性關節炎」等問題。此時，儘管大部分生理機能仍運作良好，光單單一個「退化性關節炎」的問題即足以影響生活起居、工作與休閒；再加上退化的腳步不會停止，「退化性關節炎」也因而無法完全治癒，所有患者皆必須抱著長期抗戰的心態來面對它、控制它。

### 關於軟骨

　　在談過了「頸椎退化性關節病變」及「腰椎退化性關節病變」之後，讀者大致上已經了解，人體骨頭和骨頭之間連接的地方即是──「關節」。

　　關節當中有軟骨，而「退化性關節炎」即是軟骨隨著年紀的增長或外力傷害而遭受到磨損、破裂，使得原本平滑的表面變得粗糙、凹凸不平，通常還會伴隨出現局部發炎、腫脹等情況。

　　等到軟骨被磨損到所剩無幾時，造成骨頭表面直接互相摩擦，刺激骨質增生，形成骨刺；而固定關節的韌帶也會隨著軟骨磨薄而變鬆，影響關節的穩定度，接下來可能會出現關節移位、變形，所有疼痛、僵硬及發炎現象必然更加嚴重了。（圖16）

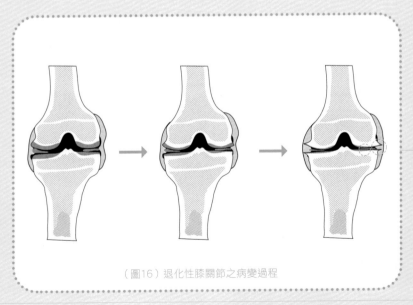

（圖16）退化性膝關節之病變過程

　　「退化性關節炎」若發生於膝部，則稱為「退化性膝關節炎」。膝關節內具有三層軟骨，比其他關節多出了一層，這些軟骨的功能在於減少膝關節在承重與衝撞時的壓力，並提供更大的活動角度，讓我們除了站走之外，還可進行蹲跪等動作。然而，由於膝關節主要負責身體承重與下肢活動，使用率高，因此「退化性膝關節炎」也是身體四大常見的退化性關節炎之一。

## 「退化性關節炎」的症狀？

其症狀最主要就是痛，而痛的時機包括上下樓梯時會痛、走路時會痛、關節內側會痛、嚴重者甚至不動也會痛。另一方面，關節活動也會變得僵硬無力，以致患者無法順利進行某些動作，如：蹲跪，使得日常生活受到影響。

## 理想體重與局部運動

至於「退化性膝關節炎」的治療，一般開始會採用保守的療法，也就是使用藥物來消炎止痛，並透過物理治療，如：短波、電刺激、磁場等，使得疼痛、

僵硬的關節獲得舒緩，並增進受損軟組織的修補生長；當然，運動治療也絕對不能少，主要目的在於訓練大腿的肌肉力量，增進肌肉對關節的保護與穩定作用，也有助於增加關節的活動度。

　　原則上，不需承重的運動比較適合「退化性膝關節炎」患者來從事，例如：游泳、騎腳踏車等都可考慮。此外，還可多多進行以下的局部運動：

1.坐時的運動：

　　坐在椅子上，先將右小腿抬至另一張椅子上，伸直右腿，膝蓋自行下壓維持5～10秒後慢慢放鬆，再換左腿進行。

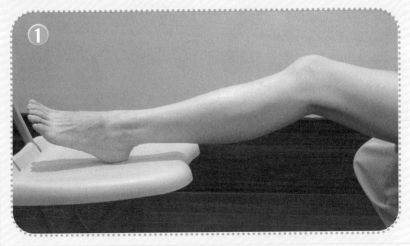

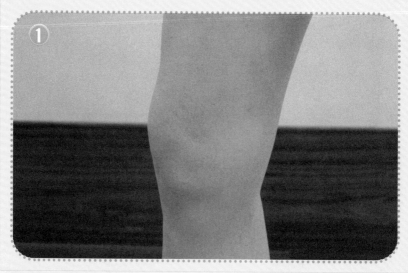

膝之坐姿運動

## 2.站時的運動：

　　慢慢收縮大腿肌肉，也就是用力伸直膝蓋，保持收縮狀態5～10秒，然後慢慢放鬆，可雙膝輪流進行，每次至少做5～10下。

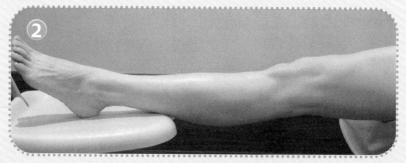

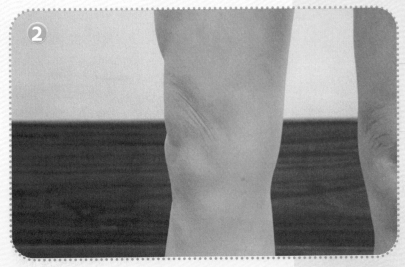

膝之站姿運動

3.平躺時的運動：

　　腿伸直，用力收縮大腿肌肉，使膝窩緊貼床面，也就是將膝蓋往下壓，維持姿勢5～10秒後放鬆，可雙腿輪流進行。

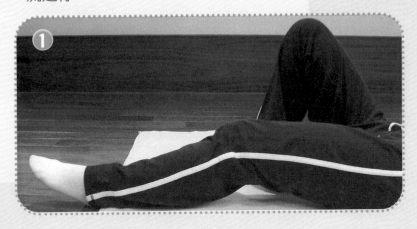

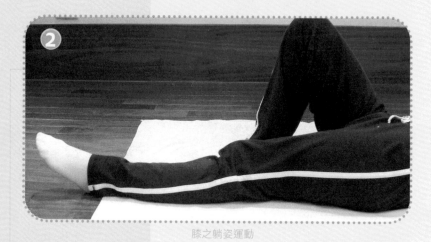

膝之躺姿運動

　　值得注意的是，體重也關係著「退化性膝關節炎」的病情。體重過重會使各個關節的負荷過大，尤其是負責承重的膝關節，更是首當其衝，不但會使得疼痛更劇烈，軟骨的退化也會更加嚴重。因此，為了減輕關節的負擔，維持符合患者身高、年齡、性別的理想體重是絕對必要的。

　　另一方面，目前針對軟骨磨損已研究出關節腔注射液（玻尿酸）以及口服的葡萄糖胺等改善方法，效果日漸受到注意，雖在臨床上尚未證實能明顯有效地治療「退化性關節炎」，但大部分醫師已將其列入輔助性的保守療法之一。

倘若關節已破壞變形且嚴重影響患者日常生活時，則應考慮手術治療及人工關節置換，但由於人工關節的壽命大約為20年左右，因此大部份只建議60歲以上的病患，且保守治療無效者接受這項手術治療。

## 膝部關節的保養

若要延緩「退化性膝關節炎」的出現，必須從年輕時即注意膝部的保健；若已出現了「退化性膝關節炎」的症狀時，平時更要確實做好保健的工作。日常生活中有關膝部保健的注意事項如下：

### 1
避免半蹲或完全蹲下的姿勢，例如：打太極拳、做體操、練外丹功、跳元極舞及跪著擦地板等。

### 2
儘量減少爬山、上下樓梯以及膝部需要不斷彎曲、伸直的承重性活動。

### 3
走路時，不要連續走30分鐘以上，如果必須徒步遠行或逛街，則每走30分鐘，最好能歇歇腳，休息一下再繼續走。

## 4

利用工具及設備以減少膝蓋的負擔，例如：走路時使用拐杖、助行器；較重的東西以推車來代替手提；上下樓儘量搭乘電梯或利用樓梯扶手來分擔身體部分重量；打掃時使用長柄掃帚、吸塵器來減少膝蓋彎曲的機會。

## 5

適當利用護膝來保護膝蓋。

## 6

保持理想的體重，減少膝關節的負擔。

## 7

平時站立時應將膝關節伸直，少穿高跟鞋（應低於1～1.5吋）。

## 8

坐椅的高度不要太矮，以減少站立時的困難；如果坐高椅子，腳下最好墊個矮凳，以維持腰薦部的正確姿勢。坐椅應有扶手，以便移動身體時，能利用上肢協助支撐，以減少膝部的負荷。

「退化性膝關節炎」的患者由坐姿改成站姿時，應先慢慢伸展雙腿，彎曲關節幾次後再站起來，使關節在承擔體重前先減輕僵硬程度。

## 9

避免任何突然及猛烈的動作。

「退化性關節炎」不是一天造成的，所以長期療護的決心是不可少的。通常，接受持續的保守治療及配合正確的日常保健與運動，70%的患者可於3～6週後，得到明顯的症狀改善。

　　人類的壽命不斷延長，相對地骨骼、關節、肌肉、韌帶的使用期限也跟著需要加長，如果不好好保養，任其持續退化，雖然沒有致命的危險，生活的自主性與活躍性都會大大降低。因此，無論臺灣與其他國家，關節的保健已儼然成為社會關注的健康議題。

# 髕骨軟化症──
## 女性常見的膝關節疾病

髕骨其實就是俗稱「膝蓋骨」，其上包覆著大腿部位延續下來的股四頭肌腱，下接髕骨韌帶，在解剖位置上與膝關節保持著懸空的關係，只有髕骨內側的軟

骨才有接觸到膝關節（圖17）。

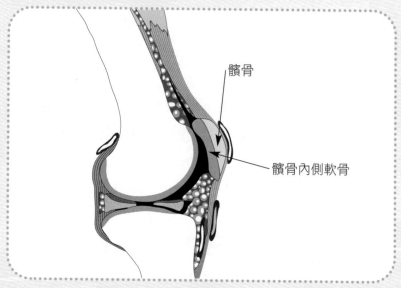

髕骨

髕骨內側軟骨

（圖17）膝之側面解剖圖

## 何謂髕骨軟化症

股四頭肌主要功能即在控制膝蓋的彎伸，且與髕骨韌帶以大約10：1的比例，在髕骨處形成膝蓋彎曲伸直的重要槓桿，因此股四頭肌才有足夠的肌力，對膝關節彎曲伸直產生良好穩定的控制。

一旦股四頭肌肌力不足，髕骨的穩定性相對不夠，

即容易造成內側軟骨與膝關節產生摩擦，久而久之則引發發炎、腫痛，形成所謂的「髕骨軟化症」。男性由於先天肌肉較為強健有力，因此發生上述情況的比率一般說來較女性為低。

另一方面，倘若髕骨的角度不正，也容易造成軟骨的過度摩擦。如何知道髕骨的角度正不正，可從測量Q角度（Q angle）（圖18）而得知。所謂Q角度是指站立時，前上腸骨脊與髕骨中點連線、及髕骨中點與脛骨粗隆連線兩者之角度而言，倘若Q角度超過15度以上，既可能因髕骨不正而使得內側軟骨受到過度摩擦，易引起「髕骨軟化症」。

一般來說，男性的Q角度多在15度以內，而女性由於骨盆較寬大，相接的股骨隨之較為偏斜，相對於脛骨之Q角度也較大，平均約為18度左右，這也就是為什麼「髕骨軟化症」好發於女性的另一主要原因。

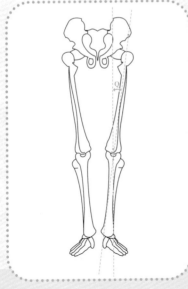

（圖18）Q角度

除了本身股四頭肌肌力不足與Q角度過大的先天原因外，本身體重過重或是過度從事膝蓋彎伸動作，當然也都容易造成「髕骨軟化症」的發生。

## 上下樓梯是一項有益健康的運動？

髕骨軟化症的患者在從事站走等膝蓋活動時，常會感到膝蓋附近有疼痛或無力等不舒服的症狀，尤其是蹲、跪、上下樓梯、久坐起身時，症狀最為明顯。在此要特別探討一下上下樓梯的問題。

社會各界多提倡爬樓梯運動，一般皆認為爬樓梯是不錯的有氧運動，可以加強心肺功能。的確，根據科學實驗研究得知，上樓梯時的耗氧量為下樓梯的3倍。

但對於本身心肺功能不佳者來說，倘若只爬個兩三層樓就會喘呼呼的話，爬樓梯這種運動則恐將帶來心肌缺氧的危險。另外，爬樓梯對膝關節不佳的人來說，也是弊大於利。

我們在上下樓梯時，特別需要強健有力的股四頭肌收縮及穩定的髕骨互相配合，這樣才能讓膝關節彎伸自

如，且不致一下腿軟膝彎而跌倒。尤其下樓梯時，亦即一隻腿往下伸、另一隻腿在後負責承重時，後方那條腿的股四頭肌正進行著離心式的收縮，異常吃力，且對於髕骨也會造成更大的壓力，因此下樓梯對於「髕骨軟化症」的患者來說格外辛苦。故特別提醒膝部疼痛的患者要避免上下樓梯。實在避不開時，也一定要注意「一次一階」，每次上下樓梯時，謹記上樓時膝蓋好的那隻腳先上，下樓時，膝蓋不好的那隻腳先下。

## 股四頭肌的肌力訓練

除了本身股四頭肌的肌力不足外，許多患者往往會因「髕骨軟化症」的出現，而愈來愈怕從膝蓋壞的那隻腳蹲、跪、上下樓梯等動作，結果逐漸造成續發性股四頭肌無力，使得「髕骨軟化症」的問題更加雪上加霜。針對這一點，股四頭肌的肌力訓練變得非常重要，其訓練的方式為：

### 1

坐在椅子上，將單腳抬至前方一小凳上，伸直膝蓋，腳尖向外側略偏30度，進行膝蓋由彎曲而伸直約15～30度內的動作，以加強股內側肌的肌力。

### 2

倘若髕骨內側的軟骨正在發炎當中，上述動作可能會引起疼痛，則建議維持膝蓋伸直，直接進行股四頭肌的收縮運動即可。

治療方式，大多可採用保守療法，即是藉由藥物與物理治療，如：短波、電療等，來達到消炎止痛及增加軟骨修補的效果。倘若經過3個月以上的保守治療，患者的病情仍然沒有改善的話，可能就需要考慮關節鏡或手術治療了。

　　由於「髕骨軟化症」被視為早期的「退化性膝關節炎」，因此，尤其是女性朋友在日常生活當中必須及早開始特別注意膝部的保健，讀者可參照前一章「退化性關節炎」的建議。然而，不同於一般膝關節保護做法的是，「髕骨軟化症患者」在穿戴護膝來幫助增加膝蓋的穩定度時，要小心護膝不可直接加壓於髕骨，以免適得其反。

　　只要配合適當的治療，並做好膝部的保健工作，不但可以減輕「髕骨軟化症」所帶來的不適，讓膝關節恢復正常的功能，更可以避免日後演變為「退化性膝關節炎」，以免正常生活提早受到影響。

# 常見重大膝部軟組織傷害——
## 掌握治療黃金期可恢復健全

我們知道膝關節是負責人體承重與活動的一個相當重要的關節，它的構造相對地也較為複雜。從解剖位置來看，膝關節是介於股骨、脛骨之間的關節構造，相關的軟組織包括：臏骨內側軟骨、半月狀軟骨、前十字韌帶與後十字韌帶、內側與外側韌帶、股四頭肌腱、臏骨韌帶及膝部之關節囊、滑液囊等，每一部位皆扮演者牽一髮而動全身的關鍵角色。

## 膝蓋彎曲容易造成軟組織傷害？

膝部韌帶的傷害大多與膝蓋彎伸有關；如果再加上膝部有扭轉的動作，那麼除了韌帶之外，連半月狀軟骨、關節軟骨等都有可能會受傷。由此可知，膝部

的傷害可以說是形形色色，不一而足。

　　因此，在談完了「退化性膝關節炎」與「髕骨軟化症」之後，我們在這一章還要特別說明兩個常見的重大膝部軟組織傷害，一是「半月狀軟骨裂傷」；另一個是「膝蓋十字韌帶拉傷」。

## 關於半月狀軟骨

　　所謂的半月狀軟骨，是股骨與脛骨之間關節內的兩塊呈半月狀、對稱的軟骨（圖19），也是負責膝蓋承重與彎伸的重要墊子。由於半月狀軟骨並沒有密實地粘黏於骨骼，容易在膝蓋旋轉、且同時彎曲時被夾傷而腫脹、裂開，爾後患者從事蹲站起坐等動作時，不但膝蓋承重功能會受到影響，而且可能會造成再度受傷。

　　半月狀軟骨裂傷的症狀包括膝蓋腫痛、當膝蓋快速彎伸時會感到劇痛且活動度受限、行走時有膝蓋突然痛至無力的現象等，這類患者大多曾有明顯的受傷史。

　　另外，根據統計約有1/4的患者並無明顯的受傷史，

在症狀上也許僅有膝蓋的腫痛，或是當膝蓋活動時某些特定角度才會引發疼痛，因此容易被患者所忽略。

在診斷方面，只要透過關節鏡或核磁共振等檢查即可確定診斷。嚴重的半月狀軟骨裂傷的治療是以關節鏡手術為主，即將破裂之半月狀軟骨修補或切除。

但是，無論是那一種方法，都很容易造成日後「退化性膝關節炎」提早發生，因此，早期發現、診斷、配合適當的保健與復健治療，以促進軟骨自行修補，仍是優先的考慮。

原則上，在病程的早期，患者若接受藥物與復健治療，同時減少承重性的運動，並正確穿戴護膝，大約3週後約有60%的患者病情都能獲得改善，只有少數患者必須進一步尋求骨科醫師的診治，接受關節鏡手術。

## 關於十字韌帶

接著要來談談膝蓋前後十字韌帶拉傷的問題。十字韌帶從股骨末端交叉連接到脛骨頂端（圖19），主要功能在穩定股骨與脛骨之前後互動關係，避免當膝蓋彎伸活動時，股骨與脛骨發生移位的狀況。

十字韌帶受傷的原因，主要與經常性的蹲跪和上下樓梯或劇烈衝撞等動作有密切的關係，導致活動時可能出現十字韌帶鬆脫的現象，或是站走久後膝蓋容易紅腫與痠痛。值得注意的是，由於十字韌帶鬆脫的緣故，患者的膝部活動角度多半沒有受限，且從事膝部快速彎伸的動作時，也較不會引發劇烈疼痛，通常在傷勢嚴重者身上，才可能於運動時覺得膝部有不穩的狀況。

十字韌帶拉傷的患者，常沒有明顯的受傷史，症狀上多較半月狀軟骨裂傷輕微，易被忽略。在診斷方面，

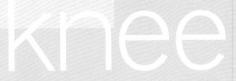

除了初步的理學檢查外，進一步之核磁共振檢查或關節鏡檢查對於確定診斷亦有其必要性。

　　一旦確定診斷為前十字韌帶或後十字韌帶拉傷後，患者即可開始接受物理治療與運動訓練，特別要加強股四頭肌或大腿後側肌肉的彈性與力量，以代償已經鬆脫或者斷裂的十字韌帶，幫助膝蓋恢復原來的功能，並避免再度受傷。

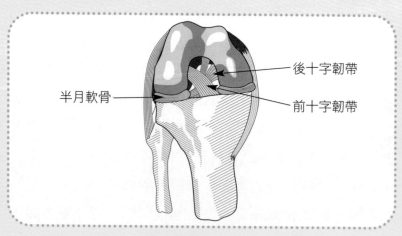

後十字韌帶

半月軟骨

前十字韌帶

（圖19）膝前面內部構造圖

倘若十字韌帶鬆弛或斷裂的情況相當嚴重，則恐怕必須藉由外科手術來修補。但在手術前後，相關的物理治療、以及股四頭肌或大腿後側肌肉的肌力訓練也都是必要的療程。

　　如同本文一開始所強調的，膝部的構造十分精細巧妙，任何一部分的傷害都可能帶來疼痛，並引發更大的問題。因此，一旦膝部受傷，尤其是出現局部腫痛與不適時，千萬不要不以為意，應儘早就醫找出問題所在，並接受適當的復健治療與運動訓練，以求在治療的黃金關鍵期內得到理想的改善效果。

# 足與踝

## 足踝扭傷——
小事一樁？

**說**起腳踝扭傷，一般人認為只是小傷，休息個幾天後就可照常進行活動，殊不知沒有好好處理的話，小則日後容易再度扭傷，大則可能改變下肢的生物力學結構，進而影響到下肢的活動！

　　運動傷害中以扭傷機率最高，尤其在從事激烈運動時，扭傷的情形相當常見，好發部位包括腳踝、膝及手腕等，其中又以腳踝扭傷發生率最高。

### 活動度大的踝關節

**從**解剖位置來看，踝關節實際包括兩處關節：分別是脛骨與距骨間以及距骨與跟骨間之關節，這兩處關節擔負著承重、控制腳踝活動度與穩定度的重責大任。

踝關節的活動度相當大，這也就是為什麼我們可以用腳踝為軸心，以腳懸空畫圈圈的緣故。然而，從生物力學觀點來看，一個關節可活動的角度越大，其穩定性相對就越差，當然也就容易受傷了！尤其腳踝很容易受到外力而內翻，也就使得腳踝外側韌帶比內側韌帶更容易受傷。

　　更進一步來看，足踝外側的韌帶多達20～30條，作用即在於穩定踝關節。其中，有3條韌帶最容易受傷，分別是前腓距骨韌帶、後腓距骨韌帶與腓跟骨韌帶（圖20）在本書中一直強調的是，韌帶、肌腱、軟骨等軟組織在受傷後雖具有自行修補的能力，但修補慢又常無法100%回復到原來的狀態；而且，絕大多數的軟組織傷害是肉眼所看不見的，當然也就無法得知受傷組織是否已完成修補了、是否可以開始從事原先的活動了。正由於這兩個原因，患者往往一個不小心就容易導致舊疾復發，足踝扭傷即是最常見的例子。

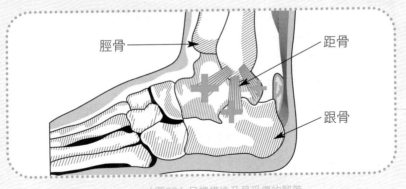

脛骨　　　　　　　　　　　　　　　距骨

跟骨

（圖20）足裸構造及易受傷的韌帶

## 扭傷的嚴重等級

一般說來，足踝扭傷依嚴重度可分為三種等級：

**第一度扭傷** 患部會出現輕微疼痛感，但沒有明顯的腫脹及瘀血，較不至於影響活動，但復元仍需至少1～2週左右。

**第二度扭傷** 患部有明顯的腫脹及疼痛感，但韌帶、肌腱並無裂傷現象，活動功能略有受限，需要6～12週才能復元。

**第三度扭傷** 患部有極為明顯的腫脹、疼痛感及瘀血，可能有骨折或韌帶斷裂等情形，活動功能明顯喪失，常需要外科手術治療，應立即就醫接受診治。

腳踝剛扭傷時，立即處置的正確與否與預後情形有極大的關係。因此，在所謂的急性期中，亦即受傷起的24～72小時內，必須正確地掌握「RICE」的處置原則。（請參考本書第25～26頁）

在扭傷的病例中，以第一度扭傷最為常見。除了上述急性期的處置外，在剛受傷的2週內，患者還要避免長時間站走與任何劇烈運動，並改穿可綁鞋帶的高統平底鞋，以避免不合適的鞋子再度影響關節的穩定度。

由於足踝扭傷發生機率高，且大部分傷勢並不嚴重，容易為患者所忽略，千萬別以為不痛就等於痊癒了，故最常見的足踝扭傷後遺症即為「反覆性足踝扭傷」，嚴重者甚至可能演變為「傷害性足踝病變與變形」。

若因衝擊力過大，而造成嚴重扭傷時，則尚須注意可能合併產生的其他問題，例如腓骨神經受損而導致日後容易扭傷與絆倒，及第四、第五蹠骨骨折等。所以，即使是輕度扭傷的情況，在緊急處置後，若疼痛時間超過1週，應及早就醫接受診治，才可預防後遺症發生。

原則上，在第一度扭傷的情形下，受傷的軟組織約2週會痊癒，但這並不代表就沒事了，因為就算韌帶癒合，局部韌帶與肌肉的強度已大不如受傷前。

另一方面，在所謂「載重關節」的部位，例如：脊椎、髖、膝、腳踝等關節周圍組織內富含著本體感覺接

受器，一旦關節附近組織受傷造成長時間（超過2週以上）的行動失調，本體感覺接受器對於速度、方向、位移等的敏感度也會降低或喪失。

　　患者若針對患側與健側分別嘗試閉眼單腳站立，即可感覺到患側單腳站立時的持久度及平衡能力均不及健側。在這些情況下，患者最好還是接受物理及運動治療以重建腳踝原有的功能。

## 簡易足踝加強運動

物理治療方面可以電療、熱療、水療來達到止痛、消腫，促進癒合的功效。至於踝扭傷之急性腫痛期過後，自行在家做的簡易足踝加強運動為：患者手扶著支撐物（如桌面或椅背），雙腳打開（與肩同寬度），練習雙腳同時向右側或向左側翻轉腳步以牽拉踝內側或外側的肌腱與韌帶，翻轉角度的大小以不會引起疼痛的最大的角度為宜，從1數至10即可換方向翻轉，每次可做左右來回10～15下，每天4次（可固定早午晚飯後與睡前做，以免忘記）漸進地可嘗試慢慢練習放手與閉眼的練習方式。

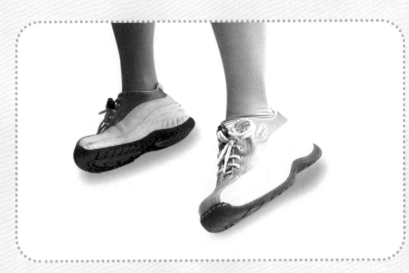

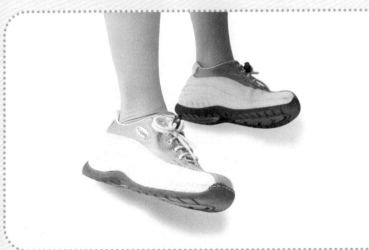

足踝運動

## 預防踝關節的小偏方

**對**於曾經扭傷過或者喜愛運動者,預防腳踝扭傷是很重要的課題,可從五個方向著手:

### 1
合適的鞋子:鞋子應具有人體腳板與地面之間的良好緩衝作用,並提供下肢適當的穩定度,鞋跟不可太細或太高。

### 2
良好的場地:足踝扭傷的禍首可能僅只是一顆突起的小石頭、一個坑洞或一小塊濕滑的地面,故選擇維護良好的運動場地或注意行進時的照明狀況,都是非常重要的。

### 3
腳踝的保護:對於足踝曾扭過傷的人來說,可以貼紮或是穿戴加強型護踝等方式來保護踝關節。

### 4
加強局部暖身:從事任何運動前,別忽略暖身運動,尤其應加強足踝局部的暖身。

### 5
恢復踝關節的功能:再多外在的保護,還不如自己有能力來控制預防腳踝扭傷再次發生,可多從事前面所介紹的足踝加強運動來達成。

除了以上基本的預防與訓練之道，在受傷後的不同階段，都必須視當時或恢復等情況，而有不同的處置考量，最好經由復健專科醫師的診斷後，再經由專業物理治療師依照患者個別狀況來設計不同的運動以及訓練方式，才能儘快恢復腳踝的功能，並預防再次扭傷。

# 足底筋膜炎——
## 下床第一步最痛

　　足底筋膜大多附著於跟骨的前下端（圖21），主要在維持足弓適度的彈性，以幫助足底吸收行走時地面的反作用力。至於足底筋膜炎產生的原因，不外乎足底過度受到拉扯刺激、或是讓足底反覆在不該受力的地方受力所致。尤其跟骨前下端較為突出，使得足跟受力的機會大增，倘若反覆地直接刺激，那麼用不了多久，即會造成不小的傷害。

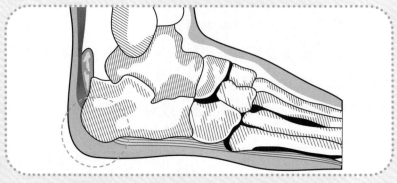

（圖21）足底筋膜炎傷痛處

## 誰容易得到足底筋膜炎？

**哪**些人容易得到足底筋膜炎呢？

### 1
**扁平足的人**：因足弓彈性吸收地面反作用力的調節能力差，故站走久了易產生足底筋膜炎。

### 2
**中老年人**：由於足底筋膜長時間耗損，而易造成發炎現象。

### 3
**長期足部承重運動的人**：像是喜愛慢跑的人、馬拉松選手、羽球選手（倒退接球時多以腳跟承重）等，反覆踩地的動作也增加了對於足底筋膜的刺激。

　　也有不少患者單純因為經常長時間站走，而出現了足底筋膜炎的問題，包括老師、專櫃小姐等工作性質，以及登山健行、自助旅行、逛街等活動，連續走個幾天下來，足底很容易就吃不消了。當然，鞋底跟部太硬造成壓迫也是很重要的原因之一。

　　足底筋膜炎的疼痛部位約有90%為靠近足跟的腳底，另約有10%為足弓與前足。在診斷時，「針對中老年的病患，醫師會先透過X光檢查是否有骨刺生成；其他患者只要觸診時，有明顯的後足跟壓痛即可診斷。」

　　足底筋膜開始產生局部發炎的情況時，在患者站立或走路一些時間後疼痛症狀即會漸漸明顯出現，只要避免繼續站走，疼痛感很快就消失了。

## 一踩地，痛入心扉！

逐漸地，由於足底筋膜炎也具有相當典型的軟組織疼痛症狀，亦即本書一再提到的「休息後僵痛」（post-resting stiffness），時常最令患者感受深刻的反而是，在每天早上起床時，當腳一踩到地準備站起來的那

一刻，往往會痛入心扉，不然就是在久坐後起身時的第一步也會感到強烈的疼痛。這是由於足底肌腱長時間處於休息狀態下沒有機會伸展，而在突然間起身時受到猛然拉扯，以致於馬上就痛到最高點。

雖然患者可明顯感受到足底筋膜炎的「休息後僵痛」，但在走個幾步之後反而逐漸好轉，此種現象往往容易讓患者誤以為多走可以減緩疼痛，其實卻造成了惡性循環，患部的範圍也因此隨之擴大。

倘若未針對足底筋膜炎及早做正確的處理，不但發炎的疼痛症狀會經年累月地持續下去，甚至還可能會造成跟骨前下端骨刺的增生，屆時病情就變得更棘手了。

因此，如果在站走時會感到足底隱隱作痛超過20分鐘或者有晨起足跟痛等情況，則應注意避免長時間站走；如果一定得站走，則必須每隔30分鐘坐下休息一會兒，並且儘量穿著氣墊鞋或使用足跟墊。

另外，視症狀嚴重程度，可接受水療、電療、超音波等物理治療，都有助於症狀的改善，亦可避免後遺症的發生。

## 減少疼痛的方法

由於站和走是人們每天無可避免的動作，對於足底筋膜炎的患者而言除了接受復健治療外，平日有那些可以減少疼痛的方法呢？

**1**
使用足跟墊或穿著氣墊鞋，可以減少足底所承受的壓力。

**2**
選鞋時可考慮鞋跟稍高（約1吋）的鞋子，以減少足底筋膜及相關跟腱的拉扯。

**3**
嚴重者應避免連續步行或站立30分鐘以上，如果不得已的話，則最好每隔30分鐘坐下休息一會兒。

**4**
選擇合適的運動如游泳、騎腳踏車等，非承重性活動；應避免跑步、快走等下肢承重性活動；此外，健身房中使用率最高的跑步機當然也不適合足底筋膜炎的患者。

**5**

改掉翹二郎腿的習慣，因為這樣會使著地的那隻腳承受身體全部的壓力。

**6**

避免走健康步道，因為路面凹凸不平，重心的改變較難掌握，因此每踏出一步，身體的整個重量經常只集中於足底的某一個點上，增加了該點所受的壓力，受傷的可能性亦大增。

**7**

每晚雙足泡熱水20分鐘後，作跟腱伸張運動——伸直單腿、腳板上仰的拉筋運動，以及足趾運動——腳趾彎伸、併張的運動。當然，早上起床後，再作一回更好。

　　大多數的足底筋膜炎患者在初期對於腳底隱隱作痛並不以為意，往往要到了覺得寸步難行時才向醫師求助。因此仍要建議讀者，一旦疼痛發生，就必須停止正在進行的活動，立即休息，必要時及早就醫，才能儘早遠離疼痛。

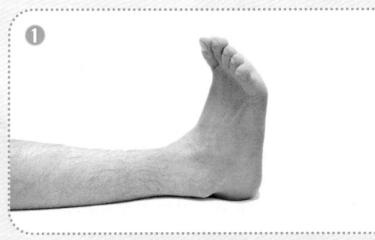

伸直單腳、腳板上仰

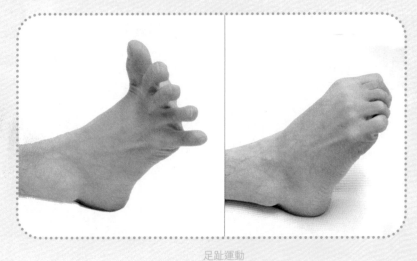

足趾運動

# 足趾變形傷害——
## 大多肇因於鞋子

屬於足趾變形的問題很多，包括大拇指外翻、足趾滑液囊腫、足趾關節胼胝變形以及蹠趾關節胼胝變形等（圖22）。少數的患者是由於本身先天結構使然，例如先天大拇指外翻，或是因某一腳趾（通常為第二趾）長得特別長而容易導致蹠趾關節胼胝變形的問題。

除此之外，大多數患者本身足部構造尚屬正常，卻由於經年累月穿著不適合的鞋子，以致出現了種種足趾變形的問題。

toe, foot & ankle

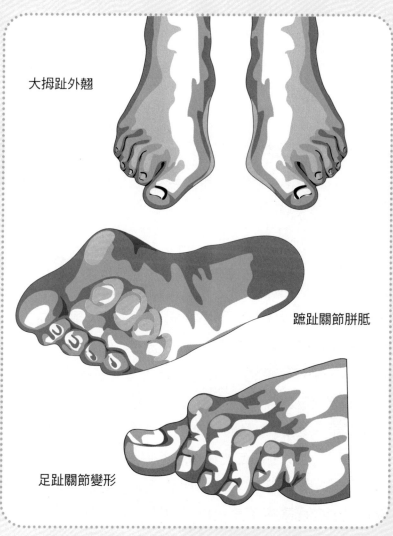

大拇趾外翹

蹠趾關節胼胝

足趾關節變形

（圖22）常見的足趾變形

## 你的鞋子合腳嗎？

我們每天所穿著的鞋子，大部分並不合於我們的雙腳。最常見的問題之一，就是鞋頭過尖，亦即楦頭過窄。讀者不妨拿一張白紙，站在白紙上把自己的腳形畫下來，接著拿幾雙最常穿的鞋子來比比看，鞋子楦頭與自己的腳形差多少便可一目了然。由此可見，絕大部分的情形是我們的雙腳在遷就鞋子，儘管感覺上穿起來還算舒適。

除了楦頭過窄之外，楦頭上下空間不足也會使得足趾受到擠壓而造成問題，尤以足趾關節胼胝變形最為常見。因此，除了注意鞋子楦頭的寬度之外，最好在試穿時也留意大拇趾離鞋頭有沒有1公分左右的空間，並上下動動看趾頭，千萬不要任足趾在鞋內完全動彈不得。

再來，鞋跟太高也是相當主要的問題，尤其是女性朋友又愛又恨的高跟鞋。究竟什麼情形稱得上鞋跟太高？其實每位女性朋友的標準並不相同。

根據相關的研究顯示，即使常穿著高跟鞋者，前足與足跟的鞋底高度落差也以不超過1～1.5吋為宜，原因在於，二者的高度落差太大，站立與行走時雙腳在鞋內

容易往前滑，因而擠壓腳趾，且身體重量則會集中於蹠趾關節，長久下來，不但可能造成大拇趾外翻，大拇趾與小趾也有可能會出現關節胼胝變形及滑液囊腫的狀況，甚至發生蹠趾關節胼胝變形的機率也不低。

鞋子本應用來保護雙腳的，但往往由於強調款式美觀而忽略了其原始的功能，以致我們所穿著的鞋子能夠100％符合我們雙腳的可以説是少之又少。針對鞋櫃既有的成排的鞋子，建議讀者不妨做個分類，問題較大的鞋子儘量少穿，問題不大的鞋子則優先使用。

此外，為了一些特殊場合，例如：參加宴會、拜訪客戶等，若必須顧及整體搭配，不如事先在辦公室或車上多準備一雙正式的鞋子，只在某些場合換穿，平日則儘量穿著健康、合腳的鞋子。

## 秀出好腳色

當然，準備合適的鞋子仍是當務之急。究竟什麼才是一雙真正合腳的好鞋呢？首要條件包括：楦頭

的寬度與內部空間皆要足夠；鞋跟不致於太高；鞋內墊要夠柔軟有彈性才能吸收站走時的衝撞力，不妨選擇氣墊鞋；至於鞋襯則需要符合腳底的弧度，且要夠穩固，不能輕易扭曲變形（圖23）。

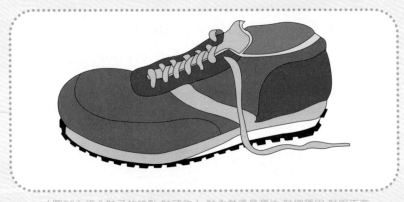

（圖23）適合鞋子的特點 鞋頭夠大 鞋內墊柔具彈性 鞋襯穩固 鞋跟不高

此外，能夠綁鞋帶的鞋子又較不能綁鞋帶的鞋來得理想，這是由於前者更能增加足與鞋的吻合度。

預防足趾變形除了從鞋子來著手外，讀者還可以每天回家後好好檢查雙腳，若發現有紅、腫、痛等症狀時，一定要換穿別雙鞋子，否則問題必然只會更加嚴重。一旦紅、腫、痛的情況持續下去，則難免會掉入疼痛與腫脹變形的惡性循環中，到時候恐怕很難找到適合

的鞋子了。

　　另外，不妨每天晚上將雙腳浸泡熱水，之後還可進行一些足部運動，也是很好的保健方法，其運動如下：

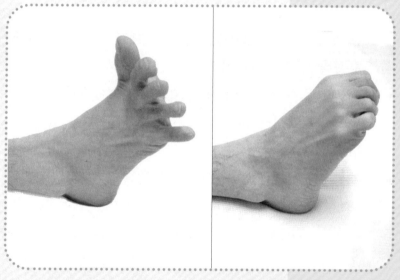

足趾運動

toe, foot & ankle

**1**

重覆進行腳趾打開、併
攏、向下彎曲、向上伸展
等動作。

**2**

丟10團衛生紙在地上，
分別用單腳的腳趾一一
夾起來移開。

　　由於鞋子問題才是足趾變形的根源所在，復健治療
並不能完全解決問題，唯有換上合適的鞋子（必要時甚
至得由矯具工作者特別量腳訂製鞋子）才是最實際的作
法。至於足趾變形已相當嚴重的患者，則恐怕必須接受
外科手術治療才行。

　　女性由於注重外觀，絕大多數的鞋子都不夠理想，
因此多從30～40歲開始即有足趾疼痛或變形的現象出
現，到了50～69歲時，則已變形到幾乎很難找到好穿的
鞋子了。

　　在此特別要提醒女性的讀者，多多愛惜自己的雙
腳，常穿健康合腳的鞋子，才能長久擁有一雙令人羨慕
的美足。

# toe, foot & ankle

PART 3

# 軟組織復健Q&A

# 軟組織復健Q&A

## Q1　中年婦女的全身痠痛，是屬於更年期的不適症狀嗎？

**A:**　即將邁入更年期的中年婦女，倘若經常容易腰痠背痛，的確有可能和停經前荷爾蒙的不穩定有關，但也不能完全和停經症候群劃上等號。

事實上，一旦年紀到了50歲左右，不但骨質疏鬆的問題會開始浮現，可能某個部位的「退化性關節炎」也正逐漸形成，還有年輕時所受的舊傷也會因自行修補能力變差而再度復發，這些都是引發全身痠痛的可能因素，甚至連睡眠品質不良與潛伏性身體疾病有時都會造成這裡痠、那裡痛的種種不適。

因此，在這個年齡階段的腰痠背痛，必須由醫師進行多方面的評估，若確定無全身性疾病、退化性關節炎或舊疾復發等問題，則可能需進一步針對荷爾蒙進行檢驗，必要時可依醫師指示適當補充荷爾蒙。

近年來，因為長期服用荷爾蒙而導致女性心臟血管疾病、子宮內膜癌、甚至老人失智症的機率增加，故荷爾蒙療法的安全性已引起醫界質疑，為求謹慎，醫師大多建議針對更年期荷爾蒙特別不穩定的期間，短期且少量補充荷爾蒙為宜。

除了復健或疼痛治療可減輕更年期的全身痠痛外，女性患者亦可採行較為自然的方式，如：泡澡、按摩、運動、休閒等均可達到放鬆身心的效果，對於減少更年期的種種不適也很有幫助。

## Q2 受傷後可以按摩嗎？

A： 首先要說明的是，在此所談的按摩並非物理治療師所從事的徒手治療，也不是坊間類似關節鬆動術的整脊，而是指一般人自行針對肌肉、肌腱的疼痛不適所做的和緩按摩。

這種居家自行從事的按摩，應注意在急性期中，也就是受傷後的24～72小時之內，倘若對患部施以按摩，恐會造成傷勢擴大且愈發嚴重，患者千萬不要貿然嘗

試。另外,在急性期過後,如果患部仍有大片瘀血或有大的血腫塊還沒被組織吸收,在此情況下加以大力按摩推揉,則容易使來不及被吸收而已開始鈣化的血塊,經大力搓撞而刺激到附近受傷的組織導致再度出血,反而使鈣化更為嚴重。所以,若真的發現患部有皮下腫塊及瘀血,宜儘早就醫接受適當處理,切忌自行按摩。

若屬於較大動作與力道的治療性按摩,則按摩者是否專業是非常重要的。像是因力道太猛、動作太劇烈而導致嚴重二度傷害的案例可以說是層出不窮,例如:不當的肩頸按摩,常常導致肩旋轉肌腱斷裂,甚至會使得頸椎動脈受到壓迫而引發中風或癱瘓等,傷者不可不慎。

在談了那麼多按摩的危險性後,有沒有什麼情況下是允許按摩的呢?原則上,針對慢性肌肉痠痛的問題,按摩確有減輕疼痛、放鬆肌肉,促進血液循環等效用,不妨先局部施以冰或熱敷後,再進行按摩效果會更好。

## Q3 骨質疏鬆會引起腰痠背痛嗎?

**A:** 一般說來,骨質疏鬆並無任何特別的感覺,往往

要發展為壓迫性骨折時，才會因劇烈疼痛而引發患者注意。但是，若到此時才開始正視骨質疏鬆的問題，勢必得花費很大的力氣才能得到些許的改善。

所謂骨質疏鬆的定義，是指骨質密度降低，鈣質從骨骼中慢慢流失，骨骼構造變得愈來愈脆弱，發生骨折的機率也隨之升高。

根據臨床統計，因骨質疏鬆而發生骨折的部位，以胸腰椎、髖關節股骨頸、以及手腕等處最為常見。

骨質疏鬆有哪些高危險群呢？包括了年長者、停經婦女、體重過輕者、長期服用類固醇者、有吸菸習慣或飲酒過量者、有容易骨折病史或家族史者、以及鈣質攝取量過少或吸收不良的人，都應及早開始對骨質疏鬆提高警覺，例如：增加鈣質的攝取（每天800～1200mg）、多從事適合個人的承重性運動（如：慢跑、散步、健行等）、維持理想體重、早期接受骨質密度檢查（目前以雙能量X光骨質密度檢查最具參考價值）等，另外，不妨偶爾曬曬太陽、並補充維他命D3（每天400～800IU），以幫助所攝取的鈣質更容易被身體吸收。

復健科較常處理的骨質疏鬆病例，大多已出現骨折

後的劇烈疼痛，除了視患者的情況建議是否需穿戴背架外，亦可透過電刺激、磁場等物理治療來達到止痛的效果，並增進骨折的修補。

此外，目前已有一些外科手術療法可採行，還有多種藥物像是抑制蝕骨細胞的磷酸鹽、維他命D3、卵巢荷爾蒙、副甲狀腺抑制激素、鍶等，對於改善骨質疏鬆也有些幫助。

急性期時，除了必要的臥床休息與穿戴背架，患者亦須適當地運動，以加強肌力，並避免骨質疏鬆的問題更加嚴重。過了急性期後，復健科醫師亦會評估患者狀況，建議合適的承重性運動及腰背運動，或是設計所需的平衡訓練以減低摔跤的機會，這些對於骨質疏鬆的患者而言都是必要的改善措施。

## Q4 家事勞動等於運動嗎？

A: 許多人常把一句話掛在嘴邊：「每天從早到晚都有忙不完的家事，怎麼可能會缺乏運動？」事實上，過

度的家事與勞動性工作不但缺乏運動的效果，可能還會造成職業傷害，反而對身體是弊大於利的。

　　不論家事或者勞動性的工作，都有著共同的特點，不是經常維持著某一個姿勢，就是重複、高速、且長時間使用某一組肌肉，這樣一來，很容易因為姿勢不良、或某個部位肌肉的過度使用，而在不知不覺中形成累積性傷害，等到疼痛等不適症狀出現時，代表著傷害其實早已持續發生了。

　　唯有在做家事或從事勞動性的工作時，特別注意保持正確的姿勢，並且確實輪流使用不同部位的肌肉，再加上和緩地進行及間歇性的休息，才可有效避免重複性傷害的累積。

## Q5 復健療效慢，到底要做多久？

A: 在本書第一章「認識軟組織傷害」中，曾談及大部分的軟組織傷害都有著「很難好卻又容易復發」的特性，往往令患者不免質疑復健的用意到底在那裡？為什麼復健療效慢又不見得很顯著、甚至仍無法完全避免舊

疾復發，而醫師卻總是勸說患者要定期地做復健呢？事實上，針對軟組織傷害而言，復健的療效確實沒有吃藥打針來得快，但卻也有它無可取代的功效。

在受傷後的急性期時，口服或注射藥物對於疼痛、發炎等症狀的改善有著快速而明顯的幫助，此時若配合復健治療，更可促進組織自行修補的能力，相對地縮短療程，並減少藥物可能引發副作用的機會，由此可見復健治療是相當重要且值得投注時間的。

然而，忙碌的現代人不禁會問到底該花多少時間做復健？復健有沒有所謂的黃金期呢？要回答這個問題，必須先瞭解就醫的正確時機，因為若要講求復元的效率，當然在受傷後愈早就醫，復原的機率也就愈快愈好；相反地，傷一旦拖久了，往往受傷的範圍與程度都逐漸擴大，麻煩絕對只會愈來愈大。

原則上，在受傷的當下即正確地做了RICE的處理、且傷勢不算嚴重，三天後可見到大幅的改善，那倒沒有就醫的必要；但倘若受傷後患部有明顯的紅、腫、熱、痛情形，應在做好RICE的處理後立即就醫。

另外，若傷勢已轉和緩，卻在長達1～2週後未見進一步改善的話，最好還是就醫診治。大致上，軟組織傷在接受藥物與復健治療的2～3週後，約有70～80%的患者有明顯改善，復原當然就指日可待了；但是如果在治療2～3週後沒有看到太大改善，則應考慮是否居家保護不當或是醫師的診斷與治療需要調整。

有些病況如肩旋轉肌腱裂傷或脊髓腔狹窄等，可能治療較為費時，常需要3～6個月才能明顯見效，此時良好的醫病溝通與互信非常重要，若醫師未能給予患者詳細的檢查與說明或患者實在無法信任醫師的診療，則應尋求另一醫師的意見。

總而言之，只要掌握了正確的就醫時機，復健並不會成為日後長期的例行公事。此外，如果一昧追求藥物的止痛、消炎的速效，又怕麻煩而不肯花時間接受復健治療的話，可能使原來不嚴重的軟組織傷惡化成為一輩子的痛，反而損失慘重。

## Q6 如何熱敷與冰敷最恰當？

**A:** 除非是在醫師指示的情況下，絕大多數的傷者，在軟組織受傷後，對於到底該採行冰敷還是熱敷，總是難以拿捏，又常擔心過與不及的問題，深怕處理不當反而弄巧成拙。

冰敷或熱敷的共同禁忌為局部血液循環功能障礙或溫度感覺受損的患者。在本書「疼痛與傷害之處理原則」一章中所談到的急性期處理原則，亦即在受傷起的24～72小時內，必須採取所謂的RICE－休息、冰敷、加壓、抬高的做法，其中冰敷的用意主要在於止痛、止血、避免組織液滲出、降低發炎反應等。原則上，只要注意避免凍傷的發生，在此期間，冰敷可以說是多多益善的。

等到急性期過後，也就是紅、腫、熱、痛的情況明顯改善後，不妨可以改採熱敷的做法，主要的用意在於止痛、增進血液循環、增加局部組織的修補能力。熱敷一天大約進行2～4次，每次20分鐘，對於患部的恢復即有很大的幫助，不必過於頻繁，仍須注意避免燙傷。

儘管急性期過後改為熱敷是很恰當的處理，但若是繼續採行冰敷其實仍屬於正確的做法。原因在於，冰敷後會造成暫時性局部充血現象，同樣可以促進血液循環，與熱敷有著異曲同工之妙。惟對於許多關節炎患者來說，濕和冷往往會為患部帶來僵硬不適，在此情況下，可以舒服為考量而選擇熱敷。

　　除了做法上的選擇之外，在家自行冰敷或熱敷也是需要技巧的。熱敷忌用熱毛巾，原因在於沒過個幾分鐘就涼了，往往達不到熱敷須持續20分鐘的療效，最好使用熱水袋或電毯，才能真正達到效果。

　　至於冰敷時，包裹冰敷袋的毛巾則不要太厚，不然敷了好一段時間可能還起不了作用，選擇不織布來取代厚毛巾是不錯的方法。

## Q7　類固醇是仙丹？還是毒藥？

A:　在門診中常聽到病人說：「醫師，您可不可以不

要開類固醇啊？我怕會發胖或變成月亮臉耶！」要解開這個疑慮，必須先瞭解什麼是類固醇？什麼情況下醫師會開立類固醇？可能出現哪些副作用？

類固醇的全名是腎上腺皮質荷爾蒙，雖是由化學合成，與人體自行分泌的腎上腺皮質荷爾蒙有類似的作用。類固醇主要的藥理作用在於壓制免疫系統的發炎反應，因療效廣泛且快速而博得了「美國仙丹」的美名。

只可惜由於早期的過度濫用，類固醇的種種副作用也變得眾所皆知，讓人對它是又愛又怕；現在，類固醇幾乎與副作用劃上了等號，變成了副作用的代名詞了。

其實，根據臨床經驗得知，只要適時適量，類固醇的治療效果其實非常好，應是利多於弊的。

在復健科用藥中，類固醇是經常被使用的，尤其是在急性期之初，往往可以在短時間內減輕紅腫熱痛等症狀，並縮短療程。以「退化性關節炎」為例，在急性發病早期，類固醇對於減輕軟骨紅腫現象有相當快速的效果，而且還可進一步預防關節軟骨後續受到的破壞。

至於類固醇的副作用，則主要發生於服用量過大（每日超過7.5mg）、且服用時間過長（超過2～4周）的

情況之下，使得身體許多正常功能受到壓抑，而導致新陳代謝、免疫系統等方面出了問題，以致出現發胖、骨質疏鬆、掉髮等形形色色、不一而足的副作用。然而，某些疾病（如紅斑性狼瘡）確實不得不長時間或大量使用類固醇，此時不妨詳細地請教醫師如此用藥的原因與必要性。

除了必要時遵照醫囑服用類固醇藥物，讀者千萬不可自行服用任何來路與成分不明的藥物，以免服用了類固醇，甚至是高劑量的類固醇而不自知，久而久之，副作用也許就會出現了。

類固醇猶如一把雙面刃，用得適時適量是仙丹，使用不當則會變成毒藥。原則上，只要遵循專業醫師處方，患者不必因噎廢食，若是一昧拒絕使用類固醇或擅自停藥，恐怕反而引致病情惡化。

## Q8 消炎止痛藥只能治標，不能治本嗎？

A: 醫師在開立止痛藥時，經常會面臨病患兩極化的反應：一類病患總認為止痛藥其實只能治標，而且擔心

吃了會上癮、養成依賴性，所以只要在自己可以忍受的程度內，寧願不吃任何止痛藥；另一類病患的態度則完全相反，只要能換得舒服，真巴不得醫師多開些止痛藥。

　　事實上，上述兩種態度都反應出患者對止痛藥仍缺乏正確的認識。常用的止痛藥，大多屬於非類固醇類的抗發炎藥物，作用除了可以明顯止痛外，服用兩週左右還可以有效緩解組織受傷後的紅腫發炎反應，因此更可以進一步避免因組織腫脹而易再度受傷，終將掉入本書所談論的「疼痛與傷害的惡性循環」當中。所以，消炎止痛藥除了一般人所認為的暫時治標作用外，其實還有防止軟組織傷勢惡化的治本的效果。

　　當然，凡是藥物都難免有其副作用。非類固醇類消炎止痛藥最常發生的副作用包括容易對腸胃道造成刺激而引發出血、穿孔等問題；另外有少數患者之特異體質會因止痛藥而導致皮膚出現過敏反應，或是對肝、腎造成損傷等。

　　目前新型的止痛藥，雖然刺激腸胃道的副作用已大幅降低，但卻約有10%的機率會影響到血壓的穩定，甚至凝血機轉。因此，凡是年紀大、高血壓、有腸胃方面

問題、肝腎功能不佳、有心臟血管疾病在服用相關藥物、曾有藥物過敏病史者，都必須主動告知醫師，以找出適合本身的消炎止痛藥。

此外，長時間用藥多少都可能對身體帶來不良影響，以儘量避免為宜。但因消炎止痛藥物幫助受傷軟骨消腫的作用，往往須服用兩週左右才能見效，若是患者滿於一時止痛而不再繼續服用的話，則可能因消炎（止腫）作用不彰，而使病況再犯與惡化，所以關於消炎止痛藥繼續服用與否，建議先與醫師討論後才決定，最好不要自作主張。

## Q9 脊柱側彎一定要開刀嗎？

A: 在醫學上，目前最常用來診斷、記錄與追蹤脊柱側彎角度的方法為X光測量法（或Cobb氏測量法）。但是，脊椎側彎起初是沒有任何疼痛症狀的，通常是患者偶然間被發現肩膀高低不一致、骨盆左右不對稱、臀部或胸廓左右大小不同，才懷疑有脊椎側彎的可能。由於原因不明型的脊柱側彎即佔了90％病例，且大多好發於

10～12歲的青少年，因此許多患者是在學校的例行體檢中被醫護人員發現的。

所謂原因不明型脊椎側彎，目前較被認同的假說指出，脊柱側彎可能是因骨骼、肌肉的成長速度不一，造成中樞神經控制肌肉張力的訊號失調所致。

根據統計，大約有千分之五的人在青少年時期會發生脊柱側彎的問題，其中只有相當少數的人會在外觀上呈現明顯的脊柱變形，或者進而影響到心肺、懷孕等功能。

此外，另約有10%的脊柱側彎係因小兒麻痺症、腦性麻痺或少見的一些神經、骨骼、肌肉系統之先天性疾病所引起的。

醫學界針對脊柱側彎所做的研究已經超過100年以上了，至今仍無有效的預防方法，只能早期發現、及時處理，才能避免病情惡化。但要特別留意的是，脊椎在青少年時期還有成長與變化的潛力，因此早期診斷與密切追蹤脊柱側彎角度的變化是非常重要的。

關於脊椎側彎的治療，在診斷時應先透過X光檢查尋找並排除可疑之原發性病變因素，之後記錄側彎的位置與角度以利後續追蹤，同時並評估其骨骼成熟度，才

決定採用何種治療方式。

　　以青春期的患者為例，側彎角度在20度以內者，每6個月至1年即需接受X光追蹤直到骨骼完全成熟為止（大約到17～18歲左右）。若是青春期的患者側彎角度超過20～40度之間時，則必須每3個月至半年即追蹤一次，一旦發現側彎角度擴大的速度太快，即應考慮使用背架矯正，並持續穿戴直到骨骼生長完全成熟為止（一般至少為2年）。

　　若是成人患者的側彎角度超過20～40度之間的話，可以半年至1年追蹤1次，如果追蹤2～3次並未有繼續惡化的現象，才能暫緩追蹤。假如側彎角度達到40～50度以上時，即使緊戴背架也無太大的效用，此時就必須考慮手術治療了。

　　無法避免的是，手術後大多會合併姿勢及活動受限的問題，且改善的角度約只有50%，因此手術前最好能多諮詢幾位專科醫師。

　　雖然脊柱側彎的主要治療為手術或穿戴矯正背架，但像是物理治療中的電刺激、腰部牽引、伸展運動等，作為輔助性的治療及減輕相關的肌肉痠痛卻有很好的效果。

　　另外，脊柱側彎的患者還須避免劇烈運動，以免因大力碰撞而引發二度傷害，使病情變得更加複雜。

## Q10 運動都是有益健康的嗎？

**A:** 「要活就要動！」這句話充分說明了運動對於健康的重要性。實際上，運動固然有其說不完的好處，但並非所有的運動都能達到促進健康的目的，只有真正適合自己的運動才能確保其正面的效果。

　　運動依其效用可分為「全身性運動」和「局部運動」。「全身性運動」主要目的在於健身及減重，透過心肺功能的鍛鍊，以增加個人的體力與耐力；慢跑、爬山、游泳、騎腳踏車等，都屬於全身性運動。

　　「局部運動」，則主要希望能夠增加局部的力量與彈性，以及促進局部神經血管的功能；各種伸展運動和肌力訓練即屬此類。

　　在了解了運動大致上的區分後，接下來必須依照個人需求與自身狀況來做進一步的評估。舉例來說，游泳由於水的浮力與阻力，雖不致會對承重關節造成壓力，但對

於頸椎退化性關節炎的患者來説，仍應避免過度仰頭；而跑步與爬樓梯對於加強心肺功能有很大的幫助，但卻容易對膝蓋造成傷害；長途步行在訓練體力的同時，也會對膝蓋不利，且不適合足底筋膜炎的患者；騎腳踏車雖有促進心肺功能的效果，但若是膝關節病變的患者，仍應小心調整座椅（須夠高）及阻力（須夠小）為宜。

此外，一般公認較為和緩的高爾夫球運動，若運動不當，也容易傷及頸部與膝蓋。

因此，在選擇全身性運動時，必須特別注意可能對某些局部帶來的傷害；若是年長者，或有心臟病、高血壓等病史者，最好先由醫師評估其健康狀態與體能水準，以找出合適的運動項目。

至於局部運動的選擇，針對任何部位曾有或現有的拉傷、扭傷、肌肉僵硬等問題，都應經由醫師檢查後建議個人運動處方，如此才能避免引發傷痛，達到復健訓練的效果。

選對運動後，還務必要做好保護措施及事前暖身，並採循序漸進的方式規律地從事運動，如此一來，運動絕對可以發揮為健康加分的功效了。

## Q11 在接受復健治療時，患者感到舒服才是正常狀況嗎？

**A:** 大致上來說，在接受紅外線、短波、臘療、電療、牽引等物理治療時，患者都應該是感覺舒服的，即使是治療完回家後也應如此，患者千萬不要誤以為治療的強度或能量越高，所得到的效果也會成正比增加。

如果在接受治療的當下感到不適，一定要立刻向物理治療師反應；倘若是返家後才覺得不舒服，在下次回醫院或診所接受治療時，也必須先告知醫師或物理治療師，以重新評估治療的強度或方式。

舒服還是不舒服這種主觀性感受，雖然因人而異，但仍有標準可以參考。原則上，短波、超音波等屬於深層熱療（不似其他表層熱療如熱敷等有較強烈的熱感），只需要皮表感到溫熱即可達到療效，不過比較特別的是，超音波由於屬於較為深部且集中的熱療，對於正處在急性期中的患者來說，往往會較敏感、不適，可隨時請治療師加以調整，絕對不要過度忍耐。

至於為了改善關節活動度所進行的徒手治療，患者

難免會感到疼痛，一旦疼痛加劇，同樣須立刻向治療師反應，以提供治療師做調整治療動作之力道或速度的參考。

二魚文化　保健系列　A018

SOFT TISSUE INJURY

# 只要能動不要疼痛

2008最新增訂版

作者／潘筱萍
文字整理／王尚苓
示範／蔡佩玲　專業物理治療師
攝影／鄭念慈
繪圖／聶先聞
文字編輯／賴舒亞
校對／潘筱萍、王尚苓、賴舒亞
美術設計／博旭視覺設計工作室
行銷／鄭雅文、詹淑眞

出版者／二魚文化事業有限公司
創辦人／焦　桐
發行人／謝秀麗
社址／106臺北市羅斯福路三段245號9樓之2
網址／www.2-fishes.com
電話／（02）23699022　　　傳眞／（02）23698725
郵政劃撥帳號／19625599
劃撥戶名／二魚文化事業有限公司
法律顧問／仲誠法律事務所／林鈺雄、陳永來、魏雯祈 律師

總經銷／大和書報圖書股份有限公司
電話／（02）8990-2588　　　傳眞／（02）2290-1658
初版一刷／2008年2月
再版二刷／2010年11月
定　價／240元

國家圖書館出版品預行編目資料

只要能動不要疼痛／潘筱萍 著 — 初版
增訂. — 臺北市：二魚文化2008〔民
97〕面；公分. — （保健系列：A018）
ISBN 978-986-7237-81-1（平裝）
1.疼痛醫學
415.208　　　　　　　97001366

ISBN 978-986-7237-81-1